U0379617

"医"说科普丛书

石浩强 编著

实话"石"说

SHI HUA SHI SHUO

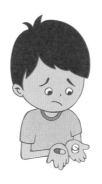

上海科学普及出版社

序

    健康是人民幸福生活的基石，也是全面建设社会主义现代化国家的重要内容。随着中国经济和社会的快速发展，人民生活水平得到了显著提高，但同时也面临着许多健康问题。为了加强国民健康水平，国务院于 2019 年发布了《健康中国行动（2019—2030 年）》，该行动强调把"预防为主"的理念落到实处，以健康知识普及行动为重点，提升人民群众的健康素养水平。

    《健康中国行动（2019—2030 年）》明确提出了健康知识普及行动的主要任务和措施，包括：加强健康教育，提高人民群众对健康知识的掌握程度；倡导健康生活方式，提高人民群众的健康意识和自我保健能力；强化健康管理，提高人民群众的健康素养和健康水平；优化健康服务，提高医疗卫生机构的服务水平和质量；推进健康环境建设，改善人民群众的健康环境和生活质量。

    为了有效推进健康中国建设，必须转变防治思路，将防治关口前移。防治思路从"治疗为主"向"预防为主"转变，防治理念由"以治病为中心"向"以人民健康为中心"转变。这种转变意味着将健康管理和预防放在更加重要的位置，强调对全生命周期的健康管理，从而改变过去单纯依赖医疗卫生系统的局面。另外，防治对象和方式的转变也是十分必要的。防治对象从"个体"向"人群"转变，防治方式从"疾病治疗"向"全生命周期的健康管理"转变。意味着要更加注重对人群健康的综合管理和干预，为人民群众提供更加全面、综合的健康服务。与此同时，防治的主体也需要从"单纯依赖医疗卫生系统"向"全社会整体联动"转变。意味着需要广泛动员社会各界力量，共同参与健康事业，共同推进健康中国建设。

"人民健康是民族昌盛和国家富强的重要标志，预防是最经济最有效的健康策略。"健康科普和健康教育是重要的疾病预防举措。《国务院关于实施健康中国行动的意见》围绕疾病预防和健康促进两大核心开展十五个重大专项行动，把"健康知识普及行动"排在首位，重点强调了个人行为和生活方式对健康影响极其重要，并要求帮助每个人学习、了解、掌握有关预防疾病、紧急救援、合理用药等知识和技能。

上海市黄浦区一直以来都致力于提高公众的健康素养，以满足人民群众日益增长的健康需求。为了进一步推进健康知识普及行动，上海市黄浦区科协与上海科学普及出版社联手，共同出版了"'医'说科普丛书"，为广大市民提供了一站式的健康医养知识服务。

这套科普丛书涵盖了科学合理用药、医疗安全卫生、中医中药实践等方面的知识，以通俗化、趣味性的视角呈现给公众，让医学知识不再晦涩难懂。同时，丛书内容紧扣当前医疗热点和群众关心的健康问题，针对性地提供了科学、实用的健康指导和建议。

值得一提的是，这套医学科普丛书的专业化程度非常高。编委会成员由医学领域的专家学者和一些经验丰富的科普作家组成，他们深入浅出地讲解了医学知识，将复杂的理论简化为易于理解的语言，使广大市民能够轻松掌握健康知识。

"'医'说科普丛书"分为《实话"石"说》《"慢"长守护》《"香"信中医》三册，聚集上海市黄浦区优质医疗与高校资源，从西医解剖与西药奥秘，以及生命全阶段健康管理精髓提炼，到"千年国粹，岐黄魅力"。丛书从宏观到微观，从整体到个体，通过关注青少年、中年和老年时期的全生命周期健康问题，浓缩中西医保健知识精华，为我们提供了"健康守护者"。

总之，本丛书是一套集专业化、通俗化、趣味性和互动性于一体的健康知识普及读物。它不仅满足了人们对健康知识的需求，也提高了公众的健康素养和自我保健能力。相信这套科普丛书将成为黄浦区乃至全市健康知识普及行动的标志性成果，为人民群众的健康事业贡献力量。

每个人都是自我健康管理的第一责任人，让"健康守护者"帮助我们收获健康的高质量生活。

中国工程院院士

上海交通大学副校长

上海交通大学医学院院长

2023 年 9 月

前　言

　　"科技是第一生产力、人才是第一资源、创新是第一动力"已然成为全社会的共识。深入实施科教兴国战略、人才强国战略、创新驱动发展战略，不断开辟发展新领域新赛道，不断塑造发展新动能新优势，对加强科普能力建设、提升公民科学素质、深化全民阅读提出了新要求。

　　黄浦区是上海的"窗口、心脏、名片"，作为上海中心城区的黄浦有优质的医疗资源和优秀的医疗团队，如何充分运用好这些资源，如何系统介绍科学合理用药、医疗安全卫生、中医中药实践等方面的知识，服务群众的健康医养需求；如何将专业化程度高的医学知识以通俗化、趣味性的视角呈现在公众面前，"'医'说科普丛书"进行了一次有益的探索。本丛书有三个明显特点：一是起点高，丛书凝聚了院士、专家团队的智慧结晶，他们注重从专业的眼光和科学的态度做好主体规划和内容编撰，保证图书内容严谨扎实、专业权威；二是"落子"实，丛书充分契合黄浦"零距离"科普生态圈的打造，融入黄浦区"十分钟社区生活圈"建设，在着力构建品牌、平台、机制、队伍、改革、阵地"六位一体"的黄浦高质量科普服务体系中整合优质"医"资源，彰显落地"惠"服务；三是入门易，本丛书通过通俗易懂的语言、生动形象的插图，以大众的视角解读日常生活中常见的健康医药问题，力求在深邃广博的医学专业知识和普通民众易懂易记的常识之间有效搭起沟通的桥梁。

　　"'医'说科普丛书"将依托黄浦资源持续推进、定期推出。希望通过本丛书的出版，进一步挖掘黄浦人才、资源、信息、场景等优势，聚焦金融科技、生物医药、人工智能等领域，充分发挥专业人士的积极性，用深入浅出的方式阐释传播科学知识，将科技元素和科学家精神有机地融入场景营造、内容创制中，为营造全社会讲科学、爱科学、学科学、用科学的良好氛围而持续努力。

丛书编委会

2023 年 9 月

目 录

篇一 "药"言惑众——不可信的药物谣言   1

谣言一：吃解酒药能增加酒量   3

谣言二：毒性与剂量间无必然联系   6

谣言三：减肥药物——减肥的绝佳帮手   9

谣言四："良药"褪黑素无不良反应   14

谣言五：临睡前吃药，更伤肝   19

谣言六：流感、流感疫苗、疫苗差别不大   21

篇二 必得"药"领——药物的使用诀窍   27

"每日3次"，你可能吃错了   29

别嘌醇，对症治疗的确是"好药"，但服药前要检测基因   33

补钙时，千万注意这些食物，尤其是咖啡   36

吃5类药时需补充维生素   39

经期，用药需谨慎   41

黑框警告的孟鲁司特钠，注意谨慎使用   43

使用生物制剂，需要权衡利弊   46

药物首剂加倍，需分清何种病、何种药   48

药物的剂量红线   51

用药有道，吸烟让道   54

镇静催眠药物与药物成瘾性   57

篇三 紧"药"关头——药物的及时使用　　65

紧急避孕药的使用　　67

破伤风针,该不该打?该怎么打?　　70

肾上腺素,急救必备药　　74

突发心绞痛,硝酸甘油、麝香保心丸和速效救心丸哪个强?　　79

服用心血管药物,牢记最佳服用时间点　　84

用药晚一步,药效靠不住　　88

篇四 切中"药"害——药物的剂量与疗程　　91

补充维生素,要"刚刚好","多多益善"不可取　　93

"让人欢喜让人忧"的经典药物:叶酸　　96

疾病不同,停药有别　　100

抗菌药物的"滥用""拒用"和"少用",同样危害多多　　102

药物的剂量、疗程不同,结果完全不同　　106

中成药中的"混血儿"　　109

篇五 分守"药"津——药物的相生与相克　　113

阿司匹林使用的注意点　　115

乙醇(酒精)与药物混用需谨慎　　119

抗菌药物怕"吃醋"?　　124

丙硫氧嘧啶与很多药不合　　127

补铁时,千万别喝茶,要喝茶也该摄入"它"　　131

同服药物会大大影响血糖水平　　134

篇六　"药"生"药"灭——药物的正确选择　137

痤疮，青春痘，恼人的青春印记，如何来对抗？　139

失眠、忧郁、焦虑怎么办？　143

恼人的过敏性鼻炎，如何来攻克？　147

祛痰药的合理使用　150

同类药物可以替换吗？　154

退热药，选用有诀窍　159

小儿使用抗菌药物的"宜"和"忌"　165

篇七　"药"妙之至——药物的药理作用　169

风油精的12大妙用知多少？　171

甲硝唑、替硝唑、奥硝唑，异曲而同工？　175

"良药"？"禁药"？促红素的前世今生　180

蒙脱石，源于石头的良药　184

"网红"药物扑尔敏，你知道多少？　186

牙膏中的氨甲环酸，到底是"药效助手"还是"日常杀手"？　189

药物大PK：拉唑类和替丁类，治疗胃酸哪个强？　192

晕车药，合理使用是关键，安全意识是保障　196

止咳药物哪家强？对症下药才恰当　199

神奇的雌激素，让人欢喜让人忧　208

篇八　都"药"知晓——小知识大道理　213

辩证看待有效期，保证药效是第一　215

药品都能放冰箱保存吗?　218

送服药物用什么液体?　222

怎么吃药不黏嗓子?　225

药片那么大,是不是可以掰开呢?　227

谁说良药只能苦口?　231

药片有大有小,药效一样都不差　234

药片中有淀粉?它有什么用处?　236

参考文献　238

篇一

「药」言惑众

——不可信的药物谣言

喝酒靠解酒药靠谱吗？

只要超剂量，万物可能皆有毒

减肥药物，"斤斤计较"一下

褪黑素，"良药""忽悠药"？

临睡前吃药，会不会更伤肝？

……

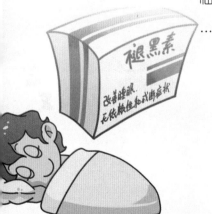

谣言一：吃解酒药能增加酒量

"酒盏酌来须满满，花枝看即落纷纷"。酒是餐桌上必不可少的，尤其是在生意场合，觥筹交错，频频举杯是常态，喝多、喝醉更是常见。喝酒应酬时，增加酒量或者缓解饮酒过多引起的诸多不适是当务之急，备些解酒药是否有必要呢？解酒药是否真的有用呢？什么样的解酒药才靠谱呢？

饮酒后，当血液中的酒精浓度［BAC，即每100 mL血液中含有乙醇（酒精）的克数］<0.05%时，人们可能会变得健谈、身心放松或者通体愉快；BAC在0.05% ～ 0.08%时，人的判断力和行动力会受损；BAC在0.08% ～ 0.15%时，人体会出现口齿不清，平衡、协调、视力和反射能力受损，情绪不稳定、恶心、呕吐等情况；当BAC在0.15% ～ 0.30%时，会出现无法独立行走、困倦、呼吸困难、记忆丢失、小便失禁，甚至意识丧失等情况；当BAC>0.30%时，则可能会导致昏迷，甚至死亡。所谓酒精的"神奇"之处就在于10字箴言：低剂量兴奋，大剂量抑制。

酒是一种含有乙醇的饮料，过量饮酒，体内乙醇含量升高，会引起诸多不适感。事实上，喝酒时乙醇经胃肠道吸收进入血液循环，进而分布至脑、肝脏等器官，少量乙醇经呼吸系统及肾脏排泄，大部分则经肝脏代谢、排泄。乙醇在肝脏首先由乙醇脱氢酶（ADH）代谢为乙醛，接着乙醛经乙醛脱氢酶（ALDH）催化代谢为乙酸，最后经三羧酸循环分解成为二氧化碳和水，完成代谢，排出体外。

醉酒的罪魁祸首是乙醛，而体内乙醛产生的关键是乙醇脱氢酶和乙醛脱氢酶的活性，也就是说酶的活力决定了"酒量"的大小，极端情况是当乙醇脱氢酶的活性极大而乙醛脱氢酶的活性极小时，则"滴酒不能沾"。乙醛具有毒性，它可以使毛细血管扩张，引起喝酒者脸色发红乃至皮肤潮红，也就是我们所说的喝酒"上脸"。此外，乙醛蓄积还可能引发心跳加速、血管搏动、眼结膜充血、头痛头晕等情况，严重的会导致肝脏受损、呼吸衰竭，甚至死亡。

目前，临床上还没有特效的解酒药物，但对于饮酒过度引起的各种症状仍需要及时进行对症治疗，如可以使用美他多辛，该药用于阻止乙醇脱氢酶失活并激活乙醛脱氢酶，从而促进乙醇代谢，并改善肝功能受损的状况。此外，适量补充维生素 B_1、维生素 B_6、维生素C也有利于加快乙醇代谢；而纳洛酮作为酒精过量、酒精中毒时的解救剂，可以解除酒精中毒所引发的中枢抑制，缩短昏迷时间，加快促醒。饮酒后如出现烦躁不安或过度兴奋，还可使用地西泮镇静。对于消化道症状明显的饮酒者，可使用胃黏膜 H_2 受体拮抗剂，如西咪替丁、雷尼替丁、法莫替丁，或质子泵抑制剂（PPI），如奥美拉唑、兰索拉唑、泮托拉唑、雷贝拉唑等，用于保护胃黏膜。

此外，据《神农本草经》《汤液本草》《本草拾遗》《千金方》等古籍记载，葛根能治酒醉不醒，且解酒毒之功尤佳。葛根解酒的作用可能是通过在胃肠黏膜上形成保护膜，阻断人体对乙醇的吸收，抑或通过异黄酮清除氧自由基和抗脂质过氧化损坏来发挥其保肝、健脑的作用。另外，中医还有醒酒药饮，颇具功效，即以白茅根30 g、大黄10 g、葛根30 g，煎水200 mL服用。

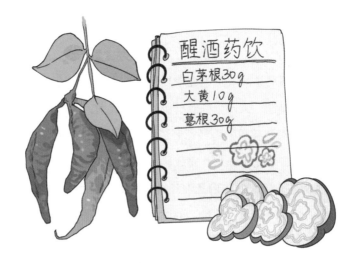

综上所述，乙醇经肝脏代谢，需要在体内酶的作用下才能将乙醇转化为乙醛，再将乙醛转化为乙酸，并最终分解成二氧化碳和水，完成代谢。期待依靠药物来增加酒量，达到"千杯不醉、万杯不倒"是不现实的。急性酒精中毒可以根据具体情况，给予催吐、镇静、促进酒精代谢、护肝、保护胃黏膜、促醒药物等进行治疗，也可以通过中药辅助治疗。

总而言之，适量饮酒可怡情，大量饮酒却伤身。注意：① 饮酒时，应避免空腹或喝酒过快，否则不仅刺激胃肠道，大量乙醛堆积还会产生诸多隐患。② 饮酒时不要同时喝咖啡，因为咖啡的兴奋作用可能会掩盖乙醇所产生的中枢抑制，从而导致饮酒过量。③ 不要将酒与功能性饮料混合饮用，因为这些饮料往往含有咖啡因、植物性兴奋剂等物质，同样可能会导致饮酒过度。④ 酒精中毒不能采取洗胃措施，因醉酒本身对胃黏膜有一定程度的损伤，如再洗胃可引起急性胃黏膜病变，严重者可引起穿孔。

谣言二：毒性与剂量间无必然联系

央视新闻上一则美国加州的法官要求"星巴克"等咖啡馆，必须在其出售的咖啡制品上贴有癌症警示标签的新闻，使得人们对咖啡这一最为常见的饮料产生了恐惧，咖啡会致癌的谣言也甚嚣尘上，许多爱喝咖啡的人士也因此对咖啡敬而远之了。事实上，咖啡中所含的2A类致癌物"丙烯酰胺"的量是非常低的，据计算，一个人只有一天喝上20多杯咖啡才可能超量，日常超量饮用咖啡才有致癌的风险，那谁又会每天保持喝20多杯咖啡的习惯呢？

该事件告诉我们，如果离开剂量来谈物质的毒性，就是"耍流氓"的行为。被誉为毒理学之父的瑞典科学家Paracelsus曾经说过：只有剂量这一因素才是决定一个物质是不是毒物的关键。也就是本文的主旨：只要超剂量，万物可能皆有毒。说得通俗一点：摄入极少量的农药、水银、孔雀石绿可能会无事，但如果超量喝下太多的水反而可能会中毒。

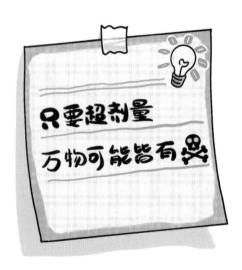

举个例子，日常生活中的调味品食盐（NaCl），在正常量添加下，对于维持人体的体液平衡有莫大的帮助。然而，如果长期过量地摄入食盐，则可能会诱发或加重高血压、加重肾脏负担而引起肾损伤、引起水钠潴留而导致水肿等，所以诸多教科书上关于心血管疾病的非药物治疗中最重要的环节之一，就是控制食盐的摄入。当然，对于正常人来说，在没有达到食盐致死量之前，应该就已经渴得到处找水喝了吧！一般来说，60 kg 的自然人一天摄入的食盐不能超过 6 g，高血压患者的食盐摄入量应控制更低。另外，短时间内大量的摄入食盐可能会导致高钠血症，严重者甚至会死亡，美国就曾有母亲用食盐毒杀了 5 岁儿子的恶性事件。

水也跟食盐一样，是我们日常生活中不可或缺的物质。《中国居民膳食指南（2016）》中提到，成年人应该每天喝 1 500 ～ 1 700 mL 水，这里既包括直接喝进去的水，也包括摄入食物中所含的水。但若过量摄入水分，反而会对人体造成伤害，引起水中毒。急性水中毒时，人体的体液量增加，可引起脑细胞的水肿，导致头痛、嗜睡，严重时可引起昏迷，甚至死亡。

砒霜（As_2O_3）是一种众所周知的剧毒物质，致死量极低，仅为 0.1 ～ 0.2 g，是影视剧中常见的杀人毒药。然而，临床上微量使用人人畏惧的砒霜，却可以帮助一些白血病患者战胜病魔，此时毒药成为了患者的救命稻草。肉毒素是肉毒梭菌产生的一种神经毒素，可以抑制神经末梢释放乙酰胆碱从而引起肌肉松弛，最早被用来作为生物武器，可破坏生物体的神经系统，使之出现头晕、呼吸困难、肌肉乏力等症状。然而，稀释肉毒素到极低浓度后，注射使用可消除人体眼部的皱纹，瘦脸、瘦小腿等，目前已经被广泛地运用于整形、美容界。

由此可见，物质的毒性是辩证的，常理上我们敬而远之的毒物，在合理地控制使用剂量后，可能成为有助于人类的好药，甚至于救命药。有些我们认为很安全、完全没有毒性甚至是人体不可或缺的物质，在超量地摄取时，往往也会成为威胁到人体健康与生命安全的"毒物"。

事实上，对于药物而言只有浓度达到一定的阈值，才会产生治疗作用，这就是药物的最低有效浓度；而当浓度超过一定的阈值时，又会对人体产生毒害作用，这个阈值就是最低中毒剂量。浅显的例子是，安眠药可以帮助我们摆脱失眠的困扰，但剂量超大就可能引起昏迷、呼吸抑制，甚至死亡。

综上所述，抛开剂量去讨论药物、化学物质或者食物的作用或毒性是不合理的，谨记"量不足则无效，量过度可致毒"的道理。对于物质而言，超剂量使用且剂量足够大时，量变就可能引起质变，看似安全可靠的物质，也可以变成对人体有害的毒物。对于患者，用药时应当谨遵医嘱，按照正常剂量去服用药物，切不可因为治病心切，私自加大剂量。对于治疗窗较宽的药物，其安全性还是相对较高的，但对于治疗窗狭窄的药物（即治疗剂量与中毒剂量非常接近，我们专业地称之为"高警示药物"），药物的中毒剂量就比较低了，私自加大剂量，可能会导致中毒。此外，用药时，还需要密切关注药物之间的相互作用，事实上当药物联合使用时，可能会导致一种或多种药物在体内的浓度升高，从而增加中毒的风险。例如，茶碱与某些大环内酯类抗菌药物（如红霉素）、喹诺酮类药物（如左氧氟沙星）合用时，其血药浓度会升高，进而产生毒性。对于一些控、缓释制剂而言，在服用时不宜破坏药物的本身结构，例如掰开、咀嚼、压碎或者剥开的方式会使药物在短时间内大量释放，血药浓度急剧升高，机体快速吸收而导致毒性的产生。

谣言三：减肥药物
——减肥的绝佳帮手

浙江东阳的王女士是一位爱美人士，奈何身材有点微胖，眼看着朋友圈的好友各种"秀身材"，十分羡慕。于是冲动之下轻信了"万能"的朋友圈，在好姐妹的推荐下，服用瘦身药物以致肝功能严重受损。医生说，她要是再迟点来就医，恐怕会导致肝衰竭。

这样的例子在如今的社会上已不罕见。一方面，生活水平提高，高热量的食物摄入越来越多，而锻炼却越来越少；另一方面，人们以瘦为美，以"骨感"为时尚。这便形成了一组矛盾，减肥也成为一个经久不衰的话题。诚然，饮食结构的改善，生活习惯的改变固然可以减轻体重，达到瘦身的目的，但是见效慢，往往难以坚持，故而减肥药就受到人们的大力追捧。

目前普遍被使用的减肥药一般有3类：一类是将带有保健功能的物质作为药品使用，如各类减肥茶或减肥中药；二是带有降低体重等不良反应的药品，如二甲双胍等；第三类才是国家批准的真正用于降低体重指数的药品，如奥利司他。

第一类减肥茶或减肥中药，制造工艺和质量标准与药品不同，可靠性存疑，一般都是以润肠、通便的手段来减少身体对食物中营养成分的吸收。番泻叶是一种泻药，临床上主要用于缓解便秘，主要通过促使机体发生轻微的腹泻，促进水分、粪便排出，以达到减轻体重的目的。但事实上，服用番泻叶并没有真正地消减人体脂肪，只是促进了排便，一般停止服用并恢复正常饮食后，体重就会回升，甚至出现反弹。长

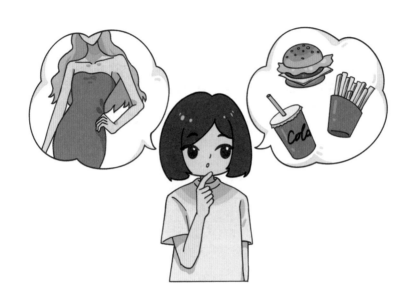

期服用泻药，频繁的腹泻，还会导致机体脱水，甚至引发电解质平衡紊乱，所以并不能够真正实现减肥的"美梦"。

决明子的作用包括润肠通便，降脂明目，主要用于辅助治疗便秘、高血压、高血脂等疾病。它有很好的清肝明目、缓泻、降血压和血脂的功效，但也并不能真正起到减轻体重的作用。

众所周知，茶叶含有咖啡因、茶碱和可可碱等成分，这些都能够刺激胃酸分泌，进而有助于食物的消化。有人说，喝茶之后会饿得更快，其实喝茶只会改变人体消化的过程，并不会改变消化的结果，即虽然喝茶后可能会饿得更快，但摄入的能量并不会因此而减少，"收入"不变，"支出"亦然，也就谈不上减肥了。退一万步说，如果每天都饮用大量的浓茶，使人精神亢奋、精力百倍，直至无法入眠，一定程度上确实有可能增加人体基础代谢，出现"掉秤"的现象。但真的需要采用这种极端的方式来减肥吗？浓茶的危害何其多，又该怎么应对呢？其结果往往是减肥效果微乎其微，对自身健康却是危害重重，徒留遗憾！

有些新型减肥饮品中会添加左旋肉碱。左旋肉碱是一种促使脂肪转化为能量的类氨基酸，摄入动物红肉是其日常的主要来源，功能是促进脂肪转化成能量测试结构。也就是说饮用该类饮品能够在减少身体脂肪的同时，不减少人体的水分和肌肉的占比，且对人体并无严重的不良反应。但人体大约每天自身就可以产生0.02 g的左旋肉碱，这个数字看起来非常小，但已经可以轻松满足一个健康人的日常需要了。事实上，左旋肉碱并不是人体所必需的微量元素，在自身"产量"能够满足机体需求的情况下，外源性补充显得毫无意义，多余的左旋肉碱进入人体时只会在历经"一轮游"后随大小便排出。因此，除非患上某些疾病，导致机体缺乏左旋肉碱，否则，对于健康人群而言并不需要刻意地外源性补充左旋肉碱。多喝含有左旋肉碱的饮品，达不到减肥、强化肌肉的目的。

还有一些"网红"减肥饮品被吹得神乎其神，但主要成分多为大麦若叶，是以幼麦苗嫩叶作为原料，经过先进的冷冻干燥粉碎技术制备而成。事实上，大麦若叶粉确实含有丰富的膳食纤维、维生素、微量元素等，有效成分包括钾、钙、镁、叶绿素、胡萝卜素、维生素B_1、维生素B_2及诸多超氧化物歧化酶等，有均衡膳食、调节血脂的功效，说它是健康饮品倒也不言过其实，但减肥效果则是仁者见仁智者见智，说法不一了。

综上所述，市面上的减肥饮品一般都是以促进排便，保持肠道通畅、帮助消化、调节膳食结构来尝试体现效果，作用机制不清，量效关系不明，个体化差异很大。尽管是保健品或食品的标准，但长期服用这类减肥茶或减肥中药仍然会对身体造成一定的伤害，比如胃肠道功能紊乱、厌食等。

第二类减肥药，其实临床上并不是单纯用来降低体重的，只是由于药物作用机制的多样性，会对人体代谢产生一定的影响而引起体重减轻的不良反应，比如降血糖药物二甲双胍。其实二甲双胍是处方药，需要由医生通过患者的实际情况来判断是否需要用药及所需剂量，肯定不适合大众自行给药，否则害处多多。举个例子来说，做增强CT之前3天就应该停服二甲双胍，否则会导致药物蓄积产生毒性。

第三类才是真正意义上的减肥药，是由国家相关部门批准专门用来治疗肥胖症的药品，奥利司他就是其中的代表性药物，它是非处方药（OTC药品），大众可自行购买使用。奥利司他的作用机制主要是通过减少人体对脂肪的吸收发挥"减肥"作用，常规的服用方法是餐时或餐后1小时口服1粒，如果一餐中没有摄入任何脂肪则可以免服一次，当然这一点在控制上较难认定。需要注意的是奥利司他有轻度通便作用，偶见胃肠道不适。另外，服用奥利司他在脂肪吸收减少的同时，也会降低人体对脂溶性维生素的吸收，因而需要额外补充维生素A、维生素D、维生素E等。

尽管是非处方药，奥利司他也不是百分之百安全，作为一种药品，仍需合理使用。首先，此药不适合体重指数低于24 kg/m²的人群，体重指数近似值的计算方法是体重÷身高²（体重以千克为单位，身高以米为单位），因而"瘦上加瘦""骨感美人"不可取。其次，降低体重须结合特定的饮食方式，食物中的脂肪含量要低，还要结合适当的运动，才能达到比较好的效果，否则"收入"过多，吸收再少减肥效果也不会好。另外，假如用药后短期内疗效不佳，不可随意增加用药量，大剂量用药会增加不良反应发生的概率。最后，"是药三分毒"，奥利司他也不例外，会对肝功能有一定影响，诸如食欲减退、黄疸、尿色变深等，需要特别警惕，假如出现以上情况应立即停药并就医，检验肝功能。

20世纪初期，服用含有西布曲明成分的减肥药较为流行，该药被推荐用于治疗体重指数≥30 kg/m²或者≥27 kg/m²，且伴有其他危险因素如高血压、糖尿病、血脂异常的肥胖症患者。但随着时间的延续，其诸多的不良反应常被报于媒体端，且有证据表明西布曲明的用药风险大于减肥获益。这种药物诱发心、脑血管疾病的发生率很高，严重的诸如卒中、心脏病发作等，可能会对患者造成不必要的、严重的心血管风险。最终，国家食品药品监督管理局于2010年10月30日宣布国内停止生产、销售和使用西布曲明制剂和原料药，撤销其批准注册文件，已上市销售的药品由生产企业负责召回、销毁；而美国、澳洲、欧盟等国家也在同期陆续废止了该药品的许可证，并责令制药厂进行回收。所以，目前中国市场上不应该有含有西布曲明成分的减肥药。若不慎服用了西布曲明，担心乃至忧虑是可以理解的，但也不要太过于恐慌。从药理的角度而言，一般认为，在短时间、小剂量服药之后，如出现不可耐受的不良反应，应即刻停药，经过一段时间（通常为5个药物半衰期），药物代谢完全，机体调整完毕后会逐渐改善，出现不可逆、严重的后遗效应的可能性很小，事实上这种可能性的出现与用药的剂量和疗程休戚相关。就实际情况而言，没有明显证据证明短期服用西布曲明会影响正常人的精神运动和思维行为，进而导致严重的后遗问题，即该药作用于中枢神经系统，影响判断力、思维力或运动技能是有可能的，但一般会随着停药而逐渐恢复。另外，也没有确凿证据证明西布曲明会致癌！

服用减肥药物请注意以下几点：

（1）孕妇、慢性吸收不良综合征、胆汁淤积症患者、器质性肥胖患者（如甲状腺功能减退）禁用奥利司他。

（2）妊娠及哺乳期妇女禁用氯卡色林，且氯卡色林不能和抗抑郁药同时服用。

（3）芬特明-托吡酯复方片剂在使用时，可能导致高血压、心动过速和心悸，故不可用于有心血管疾病或血压显著升高的肥胖人群；托吡酯还可能致畸，故妊娠及哺乳期妇女、甲亢、青光眼患者禁用，不能与单胺氧化酶抑制剂和拟交感神经药物合用。

（4）纳曲酮和安非他酮复方制剂对于未控制良好的高血压、厌食症或食欲亢进、酒精或药物（苯二氮䓬类、巴比妥类、抗癫痫）戒断治疗中及使用单胺氧化酶抑制剂的患者而言，需禁用。此外，此类药物还添加了"黑框"警告，可能会增加自杀及其他精神疾病的风险。

（5）利拉鲁肽是一种降糖药，于2014年被美国食品药品管理局（FDA）批准用于治疗肥胖，从治疗糖尿病合并肥胖，到治疗单纯性肥胖，利拉鲁肽迈出了重要的一步。但髓样甲状腺癌病史和Ⅱ型多发内分泌腺瘤患者禁用。

肥胖不仅仅是一个生理现象，更是涉及到患者遗传因素、心理因素、生活习惯等诸多问题。所以减肥不能单纯地寄希望于某一种药品或手段来盲目治疗，短时间内的体重急剧下降绝对会影响身体的健康。应该充分全面地评估自己的身体情况并结合适宜的运动来合理减肥，这才是健康的可持续的生活方式。请牢记，健康与减肥的和谐并存才是正道。

谣言四："良药"褪黑素无不良反应

因生活压力大、焦虑、熬夜、作息不规律等情况导致睡眠问题的例子层出不穷。为了睡好觉，失眠人士使出了浑身解数，当换枕头、改变睡姿、听音乐等辅助措施不能立竿见影时，那可否服用药物呢？服用什么药好呢？传统的安眠药会不会上瘾呢？

科技改变生活，社会日新月异。海淘、代购盛行，在很多的购物APP上随便一搜，就会发现一种助眠的"良药"——褪黑素。广告中长篇累牍地提及褪黑素与安眠药有着本质的区别，是对人体大脑松果体每晚分泌的某种激素的补充，经过大量安全性实验的测试，不会有成瘾性，安全可信！

那么，褪黑素究竟是什么东西呢？褪黑素真的那么有效吗？含有褪黑素的保健品可以长期吃吗？褪黑素没有成瘾性，那还有没有其他不良反应呢？褪黑素真的那么安全吗？

▶ 褪黑素的"前世今生"

1917年，曾经有人将牛脑松果体碾碎后倒入到养着蝌蚪的容器内，半小时后发现蝌蚪的皮肤、内脏变得异常透明，非常神奇。故猜想松果体内的活性因子具有在黑色素细胞内聚集黑色素颗粒的能力，由此将其命名为褪黑素。1958年，由美国皮肤科医生Aaron Lerner带领的团队在分离松果体活性因子后得到了真正意义上的褪黑素

（melatonin）。说起褪黑素，有人可能还比较陌生，但是如果说起"脑白金"，尤其是"送礼只送脑白金"这句广告词，那可谓是家喻户晓，脑白金的主要成分就是褪黑素。

事实上，褪黑素是人体在昼夜周期的黑暗时间段所分泌的一种神经激素，在体内的浓度呈现昼低夜高的规律，即白天分泌会受到抑制，晚上则分泌增加，但夜晚如果人们暴露于亮光（60～130 lux）或蓝光（460～480 nm）之下时，会大大抑制其释放。

正常情况下，人体褪黑素的水平通常会在晚上就寝前1～2小时开始增加，至凌晨2～4点达到顶峰，然后下降，到早上几乎停止分泌。此外，褪黑素在孩子出生3～4个月时就已经开始分泌，在青春期前达到峰值，青春期后逐渐分泌减少，至老年时分泌最少，此点可能与老年人较多的睡眠障碍休戚相关。

▶ 褪黑素的助眠作用

褪黑素是人体大脑松果体本身就能分泌的一种激素，主要参与调节人类的睡眠-觉醒周期和昼夜节律。有研究表明，外源性补充褪黑素可以改善儿童、成人、老年人、绝经后妇女的睡眠潜伏期、睡眠持续时间及睡眠质量，且持续服用后的反弹率很低，无依赖性及戒断症状。此外，褪黑素还可以预防和减轻时差反应，有数据表明，

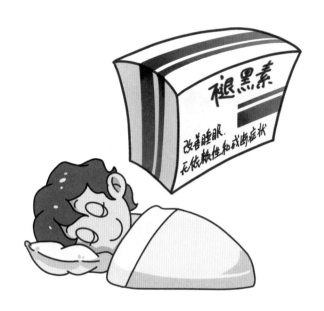

在跨越了5个或更多时区的飞行之后，在到达目的地入睡前服用褪黑素可以减少时差反应，安然入睡。此外，它还可以用于预防成人头痛。

然而，亦有专业文章指出褪黑素治疗失眠的结果虽然是阳性的，但还需要更多的样本、更多的证据来加以佐证和支撑，目前使用褪黑素治疗失眠和昼夜节律性心律失常的有效证据还不多，且褪黑素治疗原发性失眠症的有效性还受到质疑。

▶ 褪黑素的个体化服用

褪黑素必须在正确的时间点服用，否则可能会使生物钟朝着错误的方向发展，最终会降低效果，甚至加大不良反应发生和发展的可能性。

每个人的作息习惯不一样，服用褪黑素的理想时间点也很难"一言概之"。例如，对于三班倒的工作人员和一些"夜猫子"人群来说，可能很难确定服用褪黑素的正确时间，因为改变的睡眠时间安排和暴露在光线下的情况可能会改变他们对于褪黑素的敏感时间段及敏感程度。

一般来说，褪黑素可服用1～4周，饭后或者睡前1小时左右服用，每周服用2～3次即可，不需要每晚都服用。年轻人平均服用0.1～0.3 mg的褪黑素就可以达到生理性的100～200 pg/mL的血药浓度，服用1 mg则会达到500～600 pg/mL的血药浓度，远远高于正常情况下人体的生理浓度。不过，在实际临床应用中，褪黑素的剂量范围变化会很大，治疗睡眠障碍时，剂量甚至可以横跨每天0.6～6 mg。可以肯定的是，褪黑素的生物利用度在个体间存在很大差异，同样外源性给予0.5 mg的剂量，可能会导致一个个体出现超生理水平，也可能会接近另一个个体的正常夜间水平，因此必须个体化给药。

使用褪黑素时，还应考虑给药剂型及给药途径，是普通制剂还是缓释制剂？口服还是鼻内、经皮或经黏膜给药的方法？这两个因素都将影响药物达峰值时间和维持时间，进而影响效果。

▶ 褪黑素的安全性

在临床实际应用中，服用褪黑素存在一定的不良反应，但总体相对安全。一项系统性评价表明，在每天0.15 ～ 12 mg的剂量之下，4 ～ 29周的治疗周期中，最常见的不良反应包括白天嗜睡、头晕、头痛、其他睡眠相关不良事件和体温过低，但严重的或具有临床意义的不良事件相对较少。还有，这些不良反应或在不调整褪黑素剂量的情况下在用药之后的几天内自行消失（人体已经耐受），或在停止用药后立即消失（没有后遗效应）。

但患者若有肝、肾问题，罹患风湿性关节炎、多发性硬化症或红斑狼疮，或其他自身免疫性疾病，应当慎用褪黑素。孕妇或者哺乳期妇女，应避免使用褪黑素，因褪黑素可以经胎盘、乳汁排出，可对胎儿产生影响。

▶ 褪黑素与药物的相互作用

褪黑素主要经细胞色素酶P450 CYP1A2代谢为6-羟基褪黑素，并经肾脏排出，由该酶代谢的其他药物或者食物均会影响褪黑素的体内代谢。

烟与酒也会影响褪黑素的助眠作用，所以患者用药期间应当避免饮酒与抽烟。抗抑郁药（如氟伏沙明或丙咪嗪）、雌激素（避孕或激素替换疗法）、西咪替丁、卡马西平等均可能与褪黑素产生相互作用，应该谨慎合用。

▶ 褪黑素的监管要求

褪黑素在美国被作为一种膳食的补充剂，不受FDA的监管。在加拿大，褪黑素同样被允许作为天然健康产品的原料使用，成人每日推荐用量为0.5 ～ 10 mg。在欧盟，褪黑素大多情况下被视作药物，建议用于治疗55岁及以上人群的睡眠问题及倒时差时所产生的睡眠问题。澳大利亚药物管理局也批准褪黑素为药物。

在我国，褪黑素被允许作为保健食品的原料使用，即不以治疗疾病为目的但可以改善人体的睡眠状况。褪黑素的纯度在99.5%以上的产品每日推荐用量为1 ～ 3 mg，保健功能仅限定为改善睡眠，目前市售的多为人工合成产品。

综上所述，如果是由于自身褪黑素缺乏（如大部分的老年失眠患者），生物钟紊乱所致的睡眠问题，那么服用褪黑素确实能够大大改善失眠的状况，是"良药"，但

"神药"之说却言过其实。如果是由于焦虑、忧思、抑郁等引起的失眠，那褪黑素就没有那么好的效果了，事实上对于心理疾病，心病还需心药医，药物治疗只是一种辅助手段。

含有褪黑素的产品，其剂量一般为 3 mg、5 mg、10 mg，相对偏高，需要个体化给药，即根据个人不同的基础水平和疾病情况来设定剂量，不能盲目地将褪黑素当作百治百灵的"神药"来用。小剂量、短时间服用褪黑素才是最适宜的方式，不建议长时间、大剂量服用，不要轻信夸大其词的产品广告，不要让"良药"成为"忽悠药"。一般情况下，仅仅依靠保健品或者药物来解决复杂的失眠问题，一味的对症治疗是不行的，还是应当积极地寻找引起睡眠障碍的原因，对因治疗，才能事半功倍。

谣言五：临睡前吃药，更伤肝

肝脏的主要功能是产热、分泌和排泄胆汁，参与血液循环及物质的代谢，并将人体所产生的有害物质或摄入体内的各种药物进行生物转化，最终将代谢物排出体外，是人体最为重要的解毒器官。身体是革命的本钱，有着健康的身体，人们才能更好地学习和工作，并享受美好的人生。是药三分毒，药物在发挥治疗作用的同时，往往还会产生不良反应，有时可能会对肝脏造成一定的损伤。事实上用药就是权衡利弊的选择，用药时当然应尽可能地将药物对肝脏的损伤降至最低。但最近有传言说在临睡前服药会伤肝，事实是否真的是这样呢？

中医认为肝脏主导人体内气、血、水的流通。《黄帝内经》认为肝乃将军之官，是人体里的"大将军"，主藏血，人卧则血归于肝，足够的睡眠才可以使肝脏得以休息和恢复。网上流传着一种说法：肝脏主要在晚上11点至凌晨2点进行排毒，人们在此时段宜在睡眠之中，而睡前服药则会增加肝脏的负担，进而引起肝脏损伤，所以临睡前服药更加容易伤肝。

"外行看热闹，内行看门道"。大多数药物进入体内，都在肝脏进行生物转化，发生水解、氧化、还原、结合等化学反应，生成低毒或无毒的代谢产物，当然也有可能生成有毒的代谢物。事实上，人类的新陈代谢是从来不会停止的，就像血液不停地流淌一样，肝脏并非只在夜间某个时间段才进行排毒，而是持续工作着的。因此，无论何时吃药，只要药物通过肝脏代谢，都会存在一定的肝脏负担。也就是说，无

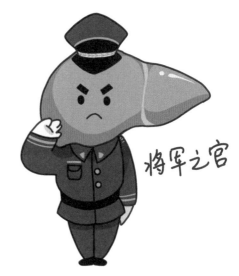

将军之官

论睡前服药还是其他什么时候服药，同一种药物对肝脏所产生的负担并没有什么本质的区别，睡前吃药，并不会增加药物对于肝脏的额外损伤。实际情况是，按照中医"人卧则血气归于肝脏"的说法，睡前用药，在不影响睡眠的前提下并不会影响肝脏的修复。

临床上把药物对于肝脏的损伤称为药物性肝损（DILI），主要是由于药物或其代谢物所引起的肝脏损害，可由药物毒性或患者本身的过敏反应引发，临床上部分肝炎就是由DILI诱发的。另外，中药、西药均可诱发DILI，中药如何首乌、雷公藤、土三七等，西药如抗感染药物、抗肿瘤药物、免疫调节剂等。

对于患者而言，用药时应当注意药物所引发的肝损伤，尤其是使用肝损较为严重的药物时应当更加谨慎。药物对肝脏的损伤主要与服药的品种、剂量、疗程或患者本身的特异性体质有关，并不会因为是睡前吃药还是白天吃药而出现显著性差异。只要不是依从性极差或者极易健忘者，错把应当分为两顿、三顿吃的药物都攒到临睡前一次吃就可以了。

有些药品，比如安眠药、平喘药、降血脂药物、具有中枢抑制作用的抗过敏药物等就是应该临睡前服用的。当然，如果不想半夜还在"数羊"或者"数水饺"的话，临睡前就尽量避免服用可能引起失眠的药物。比如一些止咳的中药口服液，有的人觉得临睡前猛喝一口，睡觉的时候就能少咳了，就能睡得好些。其实不然。因为这类口服液中大多含有麻黄碱这一可使中枢神经兴奋的成分，反而容易导致失眠，比如渔人百咳静、小青龙合剂、急支糖浆等。

谣言六：流感、流感疫苗、疫苗差别不大

气温逐渐转凉，早晚温差越来越大，罹患感冒的人数便会激增。感冒虽是自限性疾病，但确实非常烦人，如果得了流感那就会更加痛苦，而且抵抗力相对较差的孩子则更是容易得感冒。

故大众最关注的话题就是注射流感疫苗了，本文就谈谈疫苗和流感疫苗的"干货"知识。有人说，注射完流感疫苗后就不会再得感冒了，尤其是小孩子，因此他们更加应该注射流感疫苗，这其实是一个误区。

流感

▶ 流感定义

流行性感冒，简称流感，有别于普通的上呼吸道感染（感冒），是由流行性感冒病毒所引起的急性呼吸道传染病，传播途径简单且难以预防，发病率极高，是困扰人们的常见传染病之一。

我国流行的流感病毒主要为甲型和乙型两种，一般南方在夏季与冬季易流行，北方则在冬春季暴发流行。流感病毒是一种核糖核酸（RNA）病毒，主要通过打喷嚏、咳嗽时产生的飞沫传播，也可经口腔、鼻腔、

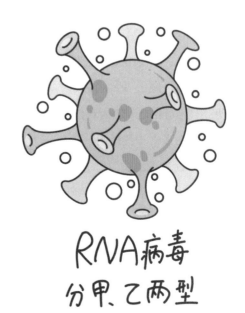

RNA病毒
分甲、乙两型

眼睛等黏膜直接或间接接触传播，对乙醇、碘伏、紫外线和高温比较敏感。潜伏期一般为1～7天，2～4天则较为多见，临床表现主要为发热、头痛、肌痛、畏寒、咽痛、干咳、流涕、眼结膜充血等。因乙型流感病毒引发感染的儿童，还可能表现出呕吐、腹痛、腹泻等胃肠道症状。与普通感冒不同，流感患者的发热多为高热，甚至可以达到39～40℃，常持续3～5天。

▶ 治疗流感常用的抗病毒西药

对于流感，应当及早进行隔离治疗。谨记：早期、有效的抗流感病毒治疗对于缓解流感症状、缩短流感病程、减少流感导致的并发症和病死率、缩短病毒的清除时间至关重要。一般抗病毒治疗的时机为发病后，出现症状的48小时之内或在接触流感患者48小时之内。另外，重症流感高危人群及重症患者更加应该在48小时之内给予抗病毒治疗，不必等待病毒检测的结果，如果发病超过48小时也应给予抗病毒治疗。常用的抗病毒药物有神经氨酸酶抑制剂和离子通道M_2阻滞剂。

神经氨酸酶抑制剂对甲型与乙型流感均有效，首选药物为奥司他韦（达菲），其他还有扎那米韦和帕拉米韦。奥司他韦成人75 mg，每天2次。1岁及以上儿童需根据体重给药，每天2次，体重小于15 kg的，每次30 mg；体重在15～23 kg的，每次45 mg；体重在24～40 kg的，每次60 mg；体重大于40 kg的，每次75 mg。肾功能不全的患者在使用奥司他韦时，应当相应地调整剂量。奥司他韦有适合儿童服用的颗粒剂型（可威），每袋15 mg，相较于胶囊剂，儿童服用更为简便，分剂量也更为方便，且不会出现吞咽困难的问题。

扎那米韦（依乐韦）适用于7岁以上青少年与成人，每次10 mg，每日2次，间隔12小时吸入给药，但吸入剂不建议用于重症或有并发症的患者。

帕拉米韦成人300～600 mg，小于30天的新生儿每千克体重6 mg，31～90天的婴儿每千克体重8 mg，91天至17岁儿童每千克体重10 mg，静脉滴注，每日1次，疗程为1～5天，重症患者疗程可适当延长。事实上，扎那米韦、帕拉米韦的临床应用数据有限，临床用药经验不足，不良反应情况未知，如有用药应严密观察患者的肝、肾等临床指标。

离子通道 M_2 阻滞剂主要有金刚烷胺与金刚乙胺2种，仅用于治疗甲型流感，对乙型流感无效。该类药物临床不良反应多，可引起焦虑、注意力不集中、恶心、呕吐等。近年来由于该类药物对于病毒的敏感性逐渐下降，目前监测资料显示甲型流感病毒已经对其耐药，一般不再建议使用。

注意：目前临床上较常使用的抗病毒药物利巴韦林（三氮唑核苷，病毒唑）不能用于流感的治疗。该药为广谱抗病毒药物，适应证为病毒性气管炎、支气管炎及病毒性肝炎，不能用于病毒性上呼吸道感染的治疗，孕妇和哺乳期妇女禁用。

▶ 治疗流感常用的抗病毒中药与中成药

中药中的多酚类物质与黄酮类物质同样对流感有一定的治疗效果。如黄连、茵陈、厚朴、七叶一枝花等对流感病毒有抑制作用；黄芪、党参、灵芝等则可以提高人体的免疫力，也有助于对抗流感病毒。一般来说，发病初期，可服用疏风解表、清热解毒的中成药，常用的有清开灵胶囊、疏风解毒胶囊、银黄颗粒、连花清瘟胶囊、双黄连口服液等；儿童则可选用小儿豉翘清热颗粒、抗感颗粒等。对于咽痛、目赤、高热、咳嗽、痰黏的患者，可选用具有清热解毒、宣肺止咳的中成药来进行治疗，常用的有连花清瘟胶囊、银黄类制剂、莲花清热类制剂等；儿童可以选用小儿肺热咳喘口服液、小儿咳喘灵口服液等。

孕妇感冒，用药时需极其慎重。中药麻黄辛温，有碍胎气，故孕妇需慎用含麻黄的清热止咳类中成药，如急支糖浆、渔人百咳静。孕妇禁用的抗感冒类中成药还有克咳胶囊、复方甘草口服溶液及复方甘草片、咳速停糖浆、正柴胡饮颗粒、羚羊感冒片、抗病毒颗粒及其口服液等。

▶ 流感，可防可治

应该根据流感出现的各种感冒症状，对症选用药物进行治疗。发热时，可以选用退热药，如对乙酰氨基酚（泰诺）、布洛芬（美林）等进行治疗。儿童使用阿司匹林退热，容易引发惊厥、大量出汗等，故忌用阿司匹林或含有阿司匹林及其他水杨酸类成分的药物。鼻黏膜充血时，可选用减少充血的药物，如伪麻黄碱等，心血管疾病患者应当慎用。对于咳嗽患者，可选用镇咳药进行治疗，如右美沙芬、磷酸可待因（新泰洛其、奥亭）等。但是，磷酸可待因具有一定的成瘾性，2015年开始已经被国家明令列为二类精神药品，需谨慎使用。对于咳嗽痰多不易咳出的患者，可选用祛痰药联合镇咳药进行治疗，如氨溴索（沐舒坦）、溴己新（必嗽平）、桃金娘油（吉诺通）、厄多司坦（坦通）等，有时祛痰的作用远优于单纯的镇咳。鼻塞、咳嗽、流涕等卡他症状可选用抗过敏药物如氯雷他定（开瑞坦）、西替利嗪、苯海拉明等进行治疗。

值得注意的是，部分抗感冒药物有引起嗜睡的不良反应，驾车、操作精密仪器、高空作业的患者，应谨慎使用。此外，抗感冒药多为复方制剂，选用时应当避免重复用药，以免某种成分超量，如很多抗感冒药物中都含有对乙酰氨基酚，而此成分又存在着剂量相关性的肝脏毒性，重复用药非常危险。

高危人群应在流感易发季节，积极做好预防，如锻炼身体，提高免疫力，室内保持通风，减少到人流密集的场所活动，做好自身的卫生工作，勤洗手等。也可以服用维生素C泡腾片（力度伸）预防感冒，且加锌的效果可能更好，但每日剂量不宜超过1 000 mg，用水温不高的温开水或矿泉水完全溶化后，再摇匀服下，不能咀嚼或直接吞服。

我国人口众多，是流感的高发地区，尤其是甲型流感病毒，因其抗原结构会发生较大的变异而容易导致流感的大流行。据不完全统计，流感常每隔10～15年便会大规模暴发1次。面对如此多难以解决的流感相关问题，接种流感疫苗俨然成为了最有效的措施。但事实上，您知道吗？对于普通感冒，流感疫苗是没有作用的！

疫苗

▶ 疫苗定义与注意事项

疫苗是指用各类病原微生物制作的用于预防接种的生物制品。通过有计划地给人体接种抗原或输入抗体或免疫细胞使机体获得某种特异性抵抗力，从而达到预防或治疗疾病的目的。

对于疫苗，需要了解的知识有这些：首先是疫苗的分类，疫苗有2大类。第一类疫苗是政府免费向公民提供，按规定应当接种的疫苗，如乙肝疫苗、卡介苗等。第二类疫苗是公民自费并自愿接种的疫苗，如流感疫苗等。

其次，疫苗注射后可能会产生不良反应，不过一般都是在注射后的48小时内产生轻微的红肿或者发热。对于一些身体基础水平较差者或者儿童，如正在感冒或对蛋白质过敏的人，应当暂停注射。合格疫苗的现有制备技术已经比较成熟，相对来说很安全，但一定不能忽视小概率事件，以免酿成大祸。

对于孩子来说，一类疫苗一定要接种，否则其所预防的乙肝、麻疹等疾病对孩子的健康存在巨大的危险。许多家长担心国内的疫苗不够安全而特地去境外注射疫苗，其实是没有必要的，因为每一支合格疫苗都有编号，可以溯源；接种二类疫苗更是可以要求接种方提供疫苗的相关凭证和批号信息，故可以放心使用。

最后，一定要清楚疫苗的接种对象。例如，百日咳疫苗仅能6岁以下的儿童接种，狂犬病疫苗一般为暴露后或者高度暴露风险的患者才需要接种，而麻疹疫苗应急预防接种的对象是12岁以下的儿童，切不可盲目注射，铸成大错。

简而言之，疫苗让人类对许多疾病有了抵抗力，它的益处显而易见。但注射的风险同样存在，并非人人都适合注射疫苗，以下人群就应该谨慎注射疫苗：① 对鸡蛋或疫苗中任何成分（包括辅料、裂解剂、赋形剂或者庆大霉素、甲醛、卡那霉素等），特别是对卵清蛋白过敏者；② 患急性疾病、严重慢性病的急性发作期和发热者；③ 未控制的癫痫和其他进行性神经系统疾病患者或者家族和个人有惊厥史者；④ 患有高热性疾病或急性感染时，建议症状消退至少2周后再接种疫苗；⑤ 注射后出现任何神经系统反应，禁止再次注射。

了解疫苗使用安全注意事项是很有必要的。若因为害怕产生不良反应而不注射疫苗，是讳疾忌医的表现；反之，为单纯追求所谓的免疫效果而趋之若鹜地注射，则更加不可取。

▶ 流感疫苗的作用

接种流感疫苗，是最有效的预防方法，且任何抗病毒药物都不可替代其作用，可以减少接种者感染流感的概率或者缓解流感患者的症状。一般来说接种者在2 ～ 3周后可以获得相应的免疫力，当机体接触到疫苗所针对的流感病毒时就可以启动保护性免疫反应，从而使人"幸免于难"。据国外统计，流感疫苗对于健康成年人的保护率为70%～90%，并可降低老年人39%～75%的病死率，但目前国内流感疫苗的接种率普遍较低！

流感疫苗可用于预防流行性感冒病毒所诱发的流行性感冒，属自费接种疫苗，一般在上臂外侧三角肌作肌内注射，严禁静脉注射。目前的流感疫苗是流感病毒经灭活的疫苗，由3种病毒所组成。

但普通感冒是由多达200多种不同的病原体所诱发的，包括病毒、细菌等，注射流感疫苗并不会对这些病原体及其他分型的病毒都产生抗体，也就达不到预防普通感冒的作用。不仅如此，很多人可能认为接种了流感疫苗便会终身不得流感，这其实也是一种误区：引起流感的病毒也很多，每年的流感病毒亚型并不完全相同，所以接种了流感疫苗可能会产生一定的免疫原性，但绝不是一劳永逸的。

▶ 注射流感疫苗的4大问题

妊娠期妇女适不适合注射流感疫苗呢？临床共识：在妊娠期接种流感疫苗是有益的，这样做既可以保护孕妇，也可以通过胎盘传送抗体以保护新生儿免于罹患流感。

肝肾功能不全，罹患血液病、神经系统疾病、神经肌肉功能障碍的患者适不适合注射流感疫苗呢？对于这些患者而言，患流感后出现重症的风险极高，是应该优先接种流感疫苗的。

首次接种疫苗的儿童需要补种几次呢？从未接种过流感疫苗的6月龄至8岁儿童，首次接种需2剂才能达到有效保护剂量，并且两次接种最好间隔4周以上才会产生最好的效果。

最佳的流感疫苗接种时间是什么时候呢？最佳时机应该是在每年的流感季节开始前。以我国为例，特别是北方地区，冬、春两季是每年的流感高发季节，因此，9～10月是最佳的接种时机，当然"流感季节"开始以后接种也是有预防效果的。

必得「药」领

——药物的使用诀窍

别嘌醇，服药前请检测基因

吃 5 类药时，要补充维生素

何种药物需要首剂加倍？

用药有道，吸烟让道

镇静催眠药物与药物成瘾性

……

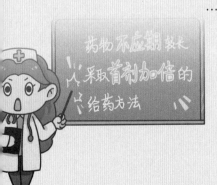

药物 不应期较长
采取首剂加倍的
给药方法

"每日3次"，你可能吃错了

服用药物不但要确保剂量的准确，还要注意用药的时间与给药的时间间隔是否合理。大家知道，临床上医嘱为"每日3次"服用的药物十分常见，有些患者认为一天指的就是一个白天，药物应在早、中、晚三餐的前中后服用。但也有些患者认为，一天为24小时，"每日3次"就应该为每隔8小时服药1次。事实上，这两种服药方法都有一些偏颇，"每日3次"对应的给药时间间隔应根据具体的药物品种来加以施行，并不能一概而论。

众所周知，血浆药物浓度下降一半所需要的时间为药物代谢半衰期（t1/2），为了维持平稳的血药浓度，部分药物需要每日多次给药，如每日2次、每日3次、每日4次等，相应的医嘱为"bid""tid""qid"等。对于需要每日多次给药的药物，如果给药时间间隔太短，可能会导致药物的浓度过高，尤其是对于治疗窗口较"窄"的药物，即有效浓度与中毒剂量比较接近，甚至有可能会诱发中毒反应。相反，给药时间间隔过长，可能会导致血药浓度过低而影响药物的防、治效果。

对于大多数的药物而言，"每日3次"给药一般不需要严格按照每8小时1次来完成，在三餐前后服用即可。此外还有些特殊服药时辰，如降糖药物 α 糖苷酶抑制剂阿卡波糖需要在餐时第一口时服用。一些消化系统的药物，需要在餐前服用，例如促胃动力药物多潘立酮、莫沙必利、伊托必利等。保肝药物多烯磷脂酰胆碱、心绞痛的治疗药物曲美他嗪等需要在三餐时服用。

一般而言，对胃黏膜无刺激性，且吸收受同食食物影响较为明显的药物或者直

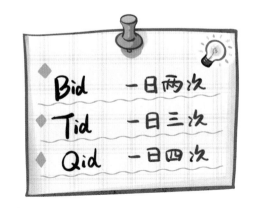

接作用于胃部的药物可以在餐前服用，例如多潘立酮、莫沙必利、氢氧化铝等。糖尿病患者由于血糖会受到食物的影响，为了稳定控制血糖，降糖药物可在餐前或餐时服用，例如阿卡波糖需要与前几口食物一起咀嚼服用，从而使来自碳水化合物的葡萄糖降解和吸收入血的速度变慢，进而降低餐后血糖。磺脲类药物格列吡嗪每日3次时，则需要在餐前30分钟服用，可以控制餐前、餐后血糖。此外，为了更快地让药物进入碱性的肠道崩解释放，药物的肠溶制剂应该空腹服用，例如阿司匹林肠溶片就应该空腹服用（指饭前1小时或者饭后2小时），而普通片则由于存在对于胃部的刺激性，一般为饭后30分钟服用。还有些药物，因食物可促进其吸收，故适合在餐时服用，例如多烯磷脂酰胆碱、头孢呋辛酯片、普萘洛尔等。对于胃部刺激性较强的药物，如铁剂、非甾体抗炎药等，适合饭后服用。还有些促消化药物，如复方消化酶、复方阿嗪米特，每日3次，也应餐后服用。

需要指出的是，"每日3次"，且应尽可能按照间隔8小时使用1次的药物主要是抗菌药物，且绝大部分为时间依赖性抗菌药物，尤其是医嘱为"q8h"时，即严格间隔8小时给药。时间依赖性抗菌药物，包括β内酰胺类、大环内酯类、磺胺甲噁唑、万古霉素等，其杀菌、抑菌的效果主要取决于血药浓度高于最低抑菌浓度（MIC）时所维持的时间。为了达到有效的血药浓度，需要一日多次给药。此外，治疗甲亢的丙硫氧嘧啶一般是将每天的总剂量分3次给药，每次给药间隔时间约为8小时。抗癫痫药物，每日3次用药时，也是出于保持血药浓度稳定的考虑，应间隔8小时。这些药物如果按照一日三餐的时间间隔给药，因为白天可能仅仅间隔4～5小时，可能会导致血药浓度偏高，而晚餐与第二日早餐的间隔时间却会长达14个小时左右，故有可能导致晨间血药浓度过低，大大影响药效，并增加不良反应的发生。

"每日3次"并不是简单地等同于每间隔8小时给药1次。谨记：① 药物究竟是随三餐服用，还是按照时间间隔8小时给药，需要根据具体的品种来定，有时候甚至相同药物不同剂型时服用时间点也会不一样。② 实际应用时，仅有部分药物需要严格按照8小时间隔来给药，大多数药物还是随三餐服用为佳。③ 关于"饭前""饭中"还是"饭后"的问题，应综合具体药物和患者的胃肠道功能来个体化考量。④ 基于安全考虑，对于患者而言，服药前务必看清、弄懂药品说明书，或咨询专业药师。普及药学知识对于药师而言是应尽的责任。

药物一旦漏服，常规采用的方法是立即补服，但如果已经接近下一次服用时间，就不要补服了，按照原来的剂量服用即可，不可以补服双倍的剂量。

那什么叫作时间"接近"呢？为什么不能双倍补服呢？来看看这其中的原委吧……

患者在服用药物时，无论是每天多次给药，还是每天1次给药，理想情况下都应该是尽可能在每天的同一时间点服用，以求血药浓度的稳定。然而，现实生活中患者用药依从性的情况并不乐观，据统计，世界范围内，患者用药依从率只有50%左右，而且80%以上的患者都出现过漏服药物的现象。

有一项针对205名受试者的调查发现，90%的人对于"如果错过一次服用剂量，漏服了该怎么办"的信息较为重视，但回答却大相径庭。多数人认为跳过错过的剂量，继续正常使用下一剂量可能会导致临床治疗效果降低，甚至药物治疗失败，所以当他们发现漏服药物时，马上会"亡羊补牢"式地补服药物；还有人索性在下次用药的时间点把漏服的药物加倍补服；更有部分患者觉得一次不吃药没什么关系，只要下次吃就可以了。上述的作法是否正确呢？漏服了药物到底该怎么办呢？

有一点是非常明确的，那就是漏服药物后切不可在下次用药时加倍服用，尤其是对于那些治疗窗口窄，治疗浓度与中毒剂量非常接近，不良反应又较大的药物，即临床上所谓的"高警示"药物。因为这些药物的剂量一旦加倍，容易因使血药浓度超标而引发中毒，此类药物以作用于中枢神经系统的精神类药物为代表，比如锂剂、苯妥英钠、苯巴比妥等。

那在发现漏服药物后，是否应该马上补服，还是直接等到下一个用药时间点再服用呢？首先应该判断漏服会不会对患者的病情造成影响。对于那些治疗指数较低的药物或者罹患疾病需要严格维持治疗药物浓度的患者，例如癫痫患者，漏服药物可能会造成很大的影响，所以应该尽早补服；而对于绝大部分慢性病患者而言，因为长期服药已经形成了稳态的血药浓度，偶尔漏服一次对于治疗的影响不会很大，有时确实是可以忽略跳过的。

科学的药物补服原则应该是：如果是每天服用1次的药物，当天发现漏服应当立即补服，如果第二天才想起来则不需要补服，更不需要加倍服用，维持正常的时间和剂量服用下一剂即可。如果药物是每天服用多次的，那就需要考虑用药的时间间隔。如果发现漏服的时间未超过用药间隔的1/2，则应立即补服。反之，如果发现漏服的时间超过了正常时间间隔的1/2，则可以忽略跳过，直接在下次按照常规的剂量服用即可。以锂剂为例，如果发现漏服时已经离下次服药时间不足2小时了，则可以跳过错过的剂量，在下次的给药时间正常服用1剂，反之则应该立即补服。

当然，临床上还有根据药物的群体药代动力学模型来制定补救措施的情况，例如针对儿童癫痫患者漏服丙戊酸钠的情形，需要根据漏服的时间给予一定的补救剂量，但较为专业，患者务必谨遵医嘱进行。

对于连续漏服数次剂量的患者，情况处理起来就较为复杂了。如果药物的半衰期较长，重新建立起稳态血药浓度需要较长的时间，此时患者最好及时复诊，咨询医生或药师，切不可听之任之地自行按照原剂量服用。

综上所述，服用药物当然以遵循医嘱，按时、定点、足量的原则为最佳。一旦出现漏服，若有身体不适，及时就医才是上上之策。如无身体不适，可根据发现漏服的时间是否超过用药间隔的1/2来进行补救。事实上，长时间地漏服不但可能会影响药物的疗效，还有可能导致疾病的复发，而随意地漠视漏服或者随意地加倍剂量补服，则更加危险。这样做会导致严重不良反应的发生和发展，甚至危及生命，此点上对于精神类药物尤甚。

别嘌醇，对症治疗的确是"好药"，但服药前要检测基因

"别嘌醇"是个经典老药，主要通过抑制黄嘌呤氧化酶的活性，使次黄嘌呤及黄嘌呤不能转化为尿酸而使尿酸合成减少，降低血中的尿酸浓度。

临床上别嘌呤主要用于治疗：① 原发性和继发性高尿酸血症，尤其是尿酸生成过多人群，也用于肾功能不全的高尿酸血症。② 痛风，适合于反复发作或慢性的痛风患者。③ 痛风石。④ 尿酸性肾结石和（或）尿酸性肾病。在美国风湿病学会（ACR）公布的2020年版痛风管理指南中，推荐经济有效的别嘌醇为降低尿酸的首选药物；而《中国高尿酸血症与痛风诊疗指南（2019版）》也指出别嘌醇是治疗高尿酸血症与痛风患者的一线用药，且提及使用前应当进行 *HLA-B*5801* 基因检测。

在央视《急诊24小时》纪录片中，曾有1个因使用该药而诱发重症药疹，生命濒危的案例。别嘌醇用药后可能出现皮疹；胃肠道反应如恶心、呕吐、腹痛等；血液系统反应如白细胞减少、血小板减少、骨髓抑制等；免疫系统反应如淋巴结肿大、肝脏损伤等不良反应，但一般停药后均能恢复正常。别嘌醇引起的不良反应，除与药品本身的特性有关外，还与多种因素如患者个体差异、超剂量用药、不合理配伍用药、给药时机不适宜等有关。此外，过敏体质者和高敏状态者应当慎用，且如在用药过程中出现任何皮肤反应或其他超敏反应症状，均应立即停药并及时至皮肤科就诊。

追溯到2012年，综合整年的数据，国家药品不良反应监测中心病例报告数据库共收到与别嘌醇片相关的不良反应或事件485例，其中严重的不良反应或事件140例，占比高达28.86%。该药的严重不良反应或事件累及系统排名前3位的依次为：皮肤及其附件损害、胃肠道损害、全身性损害，三者合计占总例次的 81.11%，数据较为惊

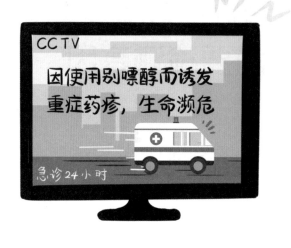

人。别嘌醇所引起的严重皮肤及其附件损害，主要表现为重症药疹，如剥脱性皮炎、重症多形红斑型药疹中毒性表皮坏死松解症。其中，前者的后果尤其严重，一旦发生，致死率高达30%，也正是这些严重的不良反应让很多医生对别嘌醇的临床使用产生了顾虑。

再来看一下个体差异的情况。有研究表明，不良反应的发生在不同人群中存在着很大差异，这主要与基因分型有关。目前的统一认识是，*HLA-B*5801*基因型阳性的患者，在服用别嘌醇后出现剥脱性皮炎的风险大为提高。2015年，我国台湾研究者对2 910名汉族痛风患者进行了一项研究，结果显示*HLA-B*5801*基因筛查可以很好地避免别嘌醇所引起的皮肤不良反应。研究表明，中国汉族人群属于携带*HLA-B*5801*等位基因频率较高的人群，其中南方汉族人群为8.35%，北方汉族人群为5.53%，因此，在服用别嘌醇片之前非常有必要进行*HLA-B*5801*基因检测，以求降低发生严重皮肤不良反应的风险。

综上所述，别嘌醇对症治疗之下确实是"好药"，但不良反应较为常见且严重，尚需谨记以下6点，以求合理安全用药，减少不良反应的发生和发展：① 不可用于无症状的高尿酸血症，也不能用于控制痛风性关节炎的急性炎症症状，必须在痛风急性炎症消退后才可以服用（一般在急性发作后的2周左右），急性期服用别嘌醇反而会造成尿酸结晶迁延及关节炎的持续。② 服药时应当从小剂量开始，逐渐增加，但注意其最大日剂量为600 mg。③ 服用别嘌醇后，尿酸一般在48～72小时后开始下降，降到正常范围常需1～3周时间。④ 服药期间应大量饮水，以求促进尿酸的排出，大量饮水对于疾病的治疗有利。⑤ 孕妇与哺乳期妇女应禁用本药，肾功能不全患者慎用。⑥ 别嘌醇对肝药酶具有抑制作用，在与其他药物合用时也需慎重，例如与口服降糖药（如甲苯磺丁脲）合用可导致血糖过低，与华法林合用可增加出血的风险，与茶碱合用可增加中毒风险。此外，与硫唑嘌呤或巯嘌呤合用时，用量一般应减少 1/4 ～ 1/3。还有，与铁剂合用时，可导致铁元素在体内组织过量沉积，故二者不宜联合使用。

补钙时，千万注意这些食物，尤其是咖啡

　　钙是人体骨骼与牙齿健康不可或缺的重要矿物质元素，主要参与维持神经、肌肉组织的功能，并对血液的凝固、细胞信息的传递、细胞膜的稳定、激素的分泌、体内酸碱的平衡、细胞正常功能的调节发挥着重要作用。

　　正常人体的钙需求量每天为 850 mg（大约 3 杯半中杯牛奶所含的钙量），老年人、孩子、孕妇和哺乳期妇女的钙需求量每天为 1 000 mg，长期酗酒抽烟、钙质吸收不良的患者的钙需求量每天为 1 250 mg。如果能够从食物中摄入足够的钙质，则不主张外源性补充钙剂，否则导致钙超量反而会引发结石、碱中毒或高钙血症等疾病。但当人体缺钙时，轻则会引起抽筋、腰酸背痛、注意力不集中，重则会导致骨质疏松，诱发糖尿病、冠心病、高血压等疾病，故应当考虑适当补充钙剂。对于缺钙的人群而言，补钙作为预防、弥补钙质缺失的基础措施，越来越受到人们重视。

　　当然，在补钙的同时，还应当注意合理的饮食结构，钙剂不宜与富含纤维素、草酸、脂肪酸、咖啡因等成分的食物同服，否则不利于钙质的吸收。

　　纤维素不但可以吸附钙离子，其糖醛酸残基还可以与钙离子结合，从而减少钙的吸收。富含纤维素的食物主要为一些谷类如米、玉米、大麦、小麦、燕麦等。草酸则可以与胃肠道中的钙离子络合形成不溶性的草酸钙，即使在胃酸中，也难以分解，从而降低钙质的吸收，富含草酸的食物有菠菜、苋菜、竹笋、茭白、洋葱、雪菜、蕹菜、毛豆等，实际生活中可以将这些富含草酸的蔬菜在温水里焯一下，以祛除草酸根离子。

　　一些富含油脂的食物在体内可分解成为脂肪酸，而脂肪酸可以与钙离子结合形成不溶性的皂化物并随粪便排出，从而导致钙吸收减少。因此，在补钙的同时不宜吃过于油腻的食物。

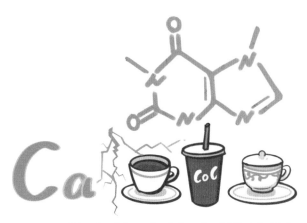

咖啡因会影响体内钙平衡

咖啡因可以提高神经系统的兴奋度而对抗疲劳，多存在于日常饮料如咖啡、可乐、茶中。然而，咖啡因在兴奋神经系统的同时，还具有收缩血管的作用，从而导致尿量的增加，以至于同时经尿排出的钙量也会同步增加，体内的钙平衡有可能被打破，引起骨质的流失。临床上已经有相关报道表明，较高浓度的咖啡因可以显著增加骨折、骨质疏松的风险。咖啡因还可影响成骨细胞，抑制骨样细胞的增殖，诱导细胞的凋亡，强化肾上腺皮质受体的表达，从而降低造骨细胞的生存能力。此外，咖啡因还会减弱成骨细胞中维生素D受体的表达，进而影响钙质的吸收，且呈剂量依赖性。

对于口服外源性钙剂的人而言，第一，应当管住嘴，避免在补钙的同时服用富含纤维素、草酸、脂肪酸的食物或含有咖啡因的饮料。第二，一些药物如四环素、喹诺酮、异烟肼等会与钙离子发生络合反应，不仅会降低钙的吸收，同时也会影响到药物本身药效的发挥，应当避免同时服用，或间隔2小时以上服用。第三，补充钙剂最好采取少量多次的原则，能够每日3次，每次50 mg补钙的（每次50 mg补钙其实是最为适宜的剂量），最好不要每日1次，每次150 mg补钙，且应当尽可能嚼碎钙剂（前提是钙剂可以被咀嚼），并喝较大量的水，以增加钙剂的吸收。另外，虽然牛奶可以补钙，但并不宜与钙剂同时服用，否则可能因形成凝块而影响吸收。第四，在补钙的同时应适当地补充维生素D，以利于机体对于钙质的吸收，多做户外运动、多晒太阳可能是比较妥帖的做法。口服钙剂的不良反应一般比较轻微，常见如胃肠道刺激与便秘等，所以钙剂宜在餐后半小时左右服用。长时间、大剂量服用钙剂可能会引起高钙血症和碱中毒，需要做好定期监测。第五，应定期做B超检查，以免泌尿系统产生结石。

　　钙是保持骨骼强壮的关键物质，但并非唯一所需。保持健康的生活习惯、合理膳食、适量运动、正确补钙、常晒太阳、戒烟限酒、少喝咖啡和碳酸饮料是保持钙均衡的硬道理，愿中国人均能挺起健康的"脊梁"！

吃5类药时需补充维生素

　　众所周知，人们在接受药物治疗的过程中，多会伴有与治疗目的无关的不良反应，正所谓"是药三分毒"。其实，不良反应不可怕，但漠视不良反应，听之任之的后果却很严重。比如长期服用某些药物，会影响机体对于维生素的吸收、促进维生素的利用和排出而致维生素缺乏症，尤其是在服用以下5类药物时，应适当补充相应的维生素。

　　患者长期、大剂量口服抗菌药物，如青霉素、四环素、氯霉素等进行抗感染治疗时，可能会致肠道菌群失调乃至紊乱，使体内产生B族维生素和维生素K的微生物受到抑制，而引起口干、口腔溃疡、咽痛、皮炎等不良反应。例如连续服用四环素、头孢菌素等药物2周以上时，有可能会抑制维生素K的合成，导致凝血酶原降低而发生出血症状。又如每日服用四环素1 g，连续3～4天可引起血中的维生素C含量明显降低。再如口服磺胺类抗菌药物1周以上，可致维生素B_1与维生素K的缺乏；合用增效剂TMP时，还可影响叶酸的代谢。故在口服抗菌药物时，应适当补充维生素，尤其是B族维生素、维生素K。

　　抗高血压药物中的肼屈嗪与双肼屈嗪可与维生素B_6（吡哆醛）结合而形成复合物，使维生素B_6代谢加快，随尿液排出增多。故长期应用此类药物会导致维生素B_6的缺乏，产生恶心、忧郁、焦虑等不适症状甚至引发周围神经

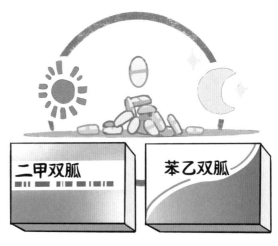

二甲双胍　　苯乙双胍

长期应用可能引起维生素B12缺乏

炎，应适当补充。

降血糖药物中的双胍类制剂如二甲双胍、苯乙双胍在长期应用时可能引起维生素B_{12}的缺乏，从而会导致或加重周围神经炎，引起贫血、认知障碍等不良反应，特别是老年人及低维生素B_{12}摄入人群，一般认为是由于双胍类药物会引起维生素B_{12}在回肠末端的吸收障碍而导致其缺乏。

长期、大剂量使用肾上腺糖皮质激素，如强的松、氢化可的松、地塞米松等，会加快维生素D在肝脏的代谢，引起维生素D的缺乏。同时，还可能会导致维生素C的缺乏，从而出现骨质疏松和类似坏血病的症状，故长期服用此类药物时，应注意适量补充维生素D与维生素C。

长期口服避孕药，如复方炔诺孕酮、氯地孕酮等，会增加机体对于维生素的需求，若不及时补充可能会引起相关的维生素B_6、维生素B_2、维生素C等的缺乏。缺乏维生素B_6时，会出现兴奋、不安，周围神经炎等症状；维生素B_2缺乏会引起口角炎、溢脂性皮炎等；维生素C缺乏会出现类似坏血病的症状。故在长期口服避孕药时，应适当摄入富含这些维生素的食物或通过补充适量的药物来防范。

此外，服用抗结核药物异烟肼、金属解毒剂青霉胺等也可能会导致维生素的缺乏。有很多药物在长期服用的过程中可能会引发机体缺乏维生素而致严重后果，医生、药师对于这些可能会致相关维生素缺乏的药物，应倍加注意，尤其是长期用药更应及时提醒患者。对于患者而言，一旦有维生素缺乏症状出现，应及时就医，在医生和药师的指导下适量补充维生素。

经期，用药需谨慎

女性对于月经习以为常，但有时又是痛苦的记忆，月经基本上每月一次，并持续3～7天。在经期，女性可能会出现情绪波动、易疲劳、疼痛等不适感，这些反应其实是因为子宫内膜脱落而引起的，当然还会伴随出血。那么，如果赶上经期，又恰巧生病了，是否可以正常用药呢？对经期会不会有影响呢？有哪些药物是月经期需要谨慎使用的呢？我们来罗列常见的6种经期不宜使用的药物！

（1）在月经期需要谨慎使用抗凝药物和抗血小板药物，如华法林、肝素钠、氯吡格雷、阿司匹林等。这些药物可以使人体的凝血功能下降，可能会导致经血量增加，经期延长。另外，具有活血作用的中药也需要谨慎使用，如三七、川芎、桃仁、红花、丹参等。

（2）止血药物，如肾上腺色腙、止血芳酸、氨甲环酸等，这些药物可增强机体的凝血功能，从而引起经血不畅。此外，一些具有较强止血功能的中药或者中成药也需要慎重使用，例如白及、仙鹤草、茜草、大蓟、小蓟，云南白药等。

（3）在经期，局部用以对抗阴道病毒、细菌、寄生虫感染的制剂（尤其是阴塞制剂），如重组人干扰素α2b阴道泡腾胶囊、硝呋太尔制霉菌素阴道软胶囊、皮肤康洗液、克霉唑阴道片等禁止使用。这是因为处于月经期的女性，子宫内膜充血，宫口开放，阴道的酸性环境被经血的中性环境所替代，防御能力下降，容易滋生微生物。此时，局部用药容易诱发子宫腔内发生感染，所以需要暂停使用。

（4）在经期，容积性的泻药应当避免使用，例如硫酸镁、硫酸钠等。这同样是因为处于月经期的女性，子宫内膜充血，而硫酸镁、硫酸钠的导泻作用又较为剧烈，可刺激肠壁，引起反射性盆腔充血和大量失水，所以经期妇女应禁用硫酸镁进行导泻。中药类的泻药如大黄、番泻叶、巴豆等，导泻作用也较强，所以也不宜在经期使用。

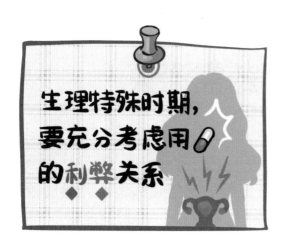

生理特殊时期，要充分考虑用的利弊关系

（5）性激素类药物可影响女性体内的激素水平，经期持续使用可能会引起月经紊乱，所以需要慎重考虑用药的利弊关系，例如雄性激素可能会导致月经减少，黄体酮可能会导致月经紊乱、不规则出血，甚至出现闭经。

（6）服用非甾体抗炎药物用以缓解痛经的现象较为常见，但仍需谨慎，因为部分药物可能会引起月经紊乱。有报道提及患者在服用萘普生治疗痛经时，导致了月经中断。在使用双氯芬酸、吲哚美辛、萘普生时，出现了月经减少，甚至闭经的极端情况。事实上，用对乙酰氨基酚和布洛芬缓解痛经相对安全，但要注意日极限剂量，服用过多反而可能导致肝损。

此外，还有一些药物可能会引起月经紊乱，如多潘立酮、左甲状腺素钠可引起女性月经不调，螺内酯的抗雄激素样作用也可能会导致女性月经失调。

一般来说，经期还是可以正常使用药物的，但在生理特殊期，女性还是应当充分考虑用药的利弊关系，避免使用可能会引起月经紊乱，可能导致出血量增大或者减少，可能增加子宫腔发生感染风险的药物。

虽然在经期，某些药物不宜使用，但也并非绝对禁忌，女性朋友还是应该把握好"禁用"和"慎用"的"度"。当然，处于经期的女性，从药理学的角度而言，虽不同于老年人、孩子、孕妇和哺乳期妇女等特殊人群，但基于合理安全考虑，用药前最好还是咨询医生或者药师，"用"还是"不用"，"用"哪种药才相对安全十分重要。

黑框警告的孟鲁司特钠，注意谨慎使用

美国食品药品管理局（FDA）曾发布了一条安全警告信息，要求对用于治疗哮喘与过敏的药物"孟鲁斯特纳"增加黑框警告，强调服用该药的患者可能会产生精神健康方面的不良反应，严重者甚至会产生自杀的想法或行为倾向，建议限制该药在过敏性鼻炎治疗上的应用。

一石激起千层浪，该警告引起了很多患者，包括儿童患者家长们的深切担忧，孟鲁司特钠是否还可以继续使用呢？这到底是怎么一回事呢？

孟鲁司特钠，处方药，商品名是顺尔宁，1998 年在美国被批准上市，是一种口服的白三烯受体拮抗剂，能特异性抑制气道中的半胱氨酰白三烯（CysLT1）受体，从而达到改善气道炎症，有效控制哮喘与过敏性鼻炎症状的目的。

白三烯，一种具有高度活性的炎症介质，可增加细胞因子和其他炎症介质的生成并增强其活性，从而引发支气管收缩、黏液分泌、增加血管通透性、加大鼻部气道阻力和加重鼻塞症状等，与过敏性鼻炎及哮喘的病理、生理过程密切相关。

孟鲁司特钠作为白三烯受体拮抗剂，适应证包括治疗和预防哮喘、预防由运动诱发的哮喘、常年过敏性鼻炎、季节性过敏性鼻炎、阿司匹林诱发的哮喘等。上市剂型有颗粒剂、咀嚼片、片剂 3 种，规格为 4 mg、5 mg、10 mg，需根据患者年龄选用合适的剂型。

颗粒剂的规格为 4 mg，适用于 6 个月龄到 5 岁的儿童，服用方法较为复杂，需将药物与一勺室温或冷的软性食物（如苹果酱）混合服用，或者溶于室温或冷的婴儿配方奶粉或母乳中服用。注意：不可以溶解于婴儿配方奶粉或母乳外的其他液体中服用，但服药后可以饮水。咀嚼片有 4 mg 与 5 mg 两种规格，4 mg 适合 2 ～ 5 岁的儿童服用，5 mg 适合 6 ～ 14 岁儿童，嚼碎后服用。片剂规格为 10 mg，适合 15 岁以上儿童及成人服用，薄膜包衣，整片吞服，不宜掰开服用。

孟鲁司特钠的常见不良反应有腹痛、腹泻、头痛、鼻炎、鼻窦炎等。但早在 2007 年，FDA 就首次接收到了关于孟鲁司特钠的安全质询，内容与一名 15 岁的美国少年在服用该药 17 天后自杀有关；2008 年，FDA 进一步要求将精神不良事件的风险更新到该产品的标签上；2020 年 3 月 4 日，FDA 则要求对孟鲁司特钠增加黑框警告。此次 FDA 的建议还提及，对于症状较轻或者可以使用其他药物进行治疗的患者，尤其是过敏性鼻炎患者，应尽可能避免使用孟鲁司特钠。建议咨询医生或药师后选择其他有效且安全的抗过敏药物，如抗组胺药物氯雷他定、西替利嗪、苯海拉明等，以及类固醇类鼻喷雾剂，如氟替卡松、布地奈德等来进行治疗。

实际上，由服用孟鲁司特钠而引发的严重精神不良事件，既可发生在有精神病史的患者身上，也可发生于普通的无精神病史的患者身上。患者在服用孟鲁司特钠前，应告知医生是否有精神病史。在服用孟鲁司特钠后，如果出现了行为或情绪的变化，也应及时告知医生，具体表现为注意力改变、噩梦、抑郁、口吃、攻击性行为、定向障碍、焦虑、易怒、自杀的想法或行为等。

众所周知，药物除了治疗作用外，也会存在着潜在的不良反应，且个体差异较

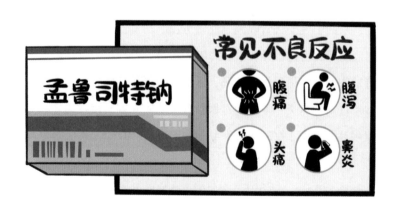

大，孟鲁司特钠也不例外。虽然目前似乎已经确认服用孟鲁司特钠有引起自杀的念头或行为的严重问题，但一般只会在长时间、大剂量的用药情况下出现，极端个案相对较少，精神方面的常见不良反应还是以焦虑及睡眠障碍等为主。

综上所述，基于用药安全的考量，在选用孟鲁司特钠时应权衡利弊，建议做到以下8点：① 在有其他药物可供选择时，尽可能规避该药的临床使用。② 如前所述，对于过敏性鼻炎的治疗应当限制孟鲁司特钠的应用，如果其他治疗措施无效或无法耐受时，再考虑合理使用之。③ 当服用孟鲁司特钠时，应当密切注意患者的精神和情绪的变化。④ 对于有精神病史的患者，使用孟鲁司特钠时需要格外谨慎，更加不能推荐孟鲁司特钠为首选。⑤ 该药的稳定性较差，对光、热、湿均不稳定，因此在使用颗粒剂时，需要使用遮光剂溶媒来溶解后服用，如配方奶或母乳，不可使用白开水冲服。⑥ 颗粒剂在打开包装后，建议15分钟内服用完毕。⑦ 10 mg的薄膜包衣片不宜掰成两半服用，分剂量时可以选用5 mg的咀嚼片。⑧ 该药一般临睡前服用，对于预防由运动诱发的哮喘至少应在运动前2小时服用。

使用生物制剂，需要权衡利弊

生物制剂是一种选择性靶向参与免疫反应或炎症过程的分子或受体的单克隆抗体或天然抑制分子的重组产物，包括肿瘤坏死因子抑制剂、抗白介素-6受体单克隆抗体和抗CD_{20}单克隆抗体等，可用于治疗类风湿关节炎、系统性红斑狼疮、强直性脊柱炎等免疫性疾病，疗效较为显著，患者受益较多。但英国曼彻斯特大学发布的研究报道指出，对炎症性疾病的患者而言，长期使用生物制剂或可增加其罹患黑色素瘤的风险，其中炎症性肠疾病患者患病的风险会增加20%，风湿性关节炎患者患病的风险会增加20%，牛皮癣患者患病的风险会增加57%。

现实情况有这么可怕吗？生物制剂还安全吗？使用时需要注意些什么呢？

与传统的治疗药物甲氨蝶呤、来氟米特不同，生物制剂具有靶向参与免疫反应或炎症过程的分子或受体的功能，例如肿瘤坏死因子-α 抑制剂（商品名：益赛普），其作用机制是通过对肿瘤坏死因子-α 进行阻断，从而发挥抗炎、抗氧化、免疫抑制等作用。众所周知，风湿病的发病本来就与某些细胞因子有关，例如类风湿关节炎的发病与肿瘤坏死因子-α 和白介素-6相关，所以运用生物制剂是对症的。与传统治疗药物相比，生物制剂起效更快，有效率更高，耐受性更好，且无传统药物的肝、肾功能损伤和骨髓抑制等严重不良反应，普通不良反应的发生也较少。

虽然生物制剂起效快、总有效率更

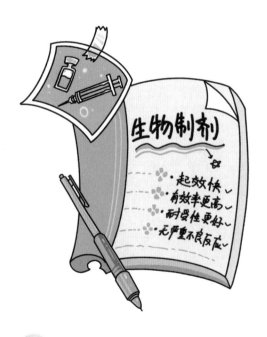

生物制剂

· 起效快
· 有效率更高
· 耐受性更好
· 无严重不良反应

高，但是在使用过程中也存在临床限制。首先，使用生物制剂可能会诱发感染，例如使用益赛普后可能会引起上呼吸道感染；利妥昔单抗导致的感染则以轻、中度为主，且以上呼吸道感染、带状疱疹和尿路感染居多。其次，在使用生物制剂后可能会诱发恶性肿瘤，有报道称在使用益赛普后出现了极个别的淋巴瘤的临床案例，其发生率的高低与类风湿关节炎的疾病程度密切相关；而在使用英夫利昔的临床试验中，有患者同样出现了新生或复发的恶性肿瘤。既往有研究表明，类风湿关节炎患者罹患淋巴瘤、白血病、肺癌等肿瘤的概率本来就高于普通人群，如果使用生物制剂后会导致肿瘤的发生率进一步提高，那岂不是与治疗初衷"南辕北辙"了吗？好在实际情况是令人欣慰的，多项临床研究及Meta分析均表明，使用生物制剂后患者肿瘤的发生率并没有增加。相反，快速抑制炎症还有利于降低整体肿瘤的发生率。也就是说，合理使用生物制剂并不会致癌，此点毋庸置疑。

但仍存在负面情况，如在使用生物制剂后，可重新激活结核病或其他的休眠感染，例如乙肝或者丙肝。使用生物制剂还可能引起输液反应，如利妥昔单抗在临床试验中有超过50%的患者被报道了输注相关反应的体征和症状，并且主要发生在首次输注时。

综上所述，对于采用传统药物治疗效果不佳的免疫性疾病患者，在有效评估药物经济学的前提下可以使用生物制剂，但需要密切关注用药的安全性：① 用药前需对患者进行结核筛查。② 对于存在活动性感染或休眠感染的患者，由于生物制剂可能会诱发感染，因而不宜使用。③ 非霍奇金淋巴瘤患者、严重活动性感染或免疫应答严重损害的患者，禁用利妥昔单抗。④ 对于罹患中、重度心力衰竭的患者，在使用英夫利昔单抗时需要非常慎重，当剂量高于5 mg/mL时禁用于中、重度心力衰竭患者。

对于临床而言，生物制剂确实是"良药"，起效快，总有效率高，不良反应少，但是在使用前尚需充分权衡利弊。生物制剂并非适用于所有患者，不合理使用反而会使其变为"毒药"。

药物首剂加倍，需分清何种病、何种药

　　合理用药的关键一环是药物的用法用量，通俗点说，药物吃少了没有效果，吃多了反而会导致不良反应的发生和发展。有时，医生会嘱咐患者在首次用药时，剂量加倍，即药物剂量达到常规维持剂量的2倍。那么，为什么要首剂加倍呢？是不是只要生病了，所有药物都需要首剂加倍呢？如何看待药物的首剂加倍问题呢？

　　众所周知，药物需要在体内历经吸收、分布、代谢、排泄的过程，只有当药物达到稳态血药浓度后，才能充分地发挥药效，而这一时间段一般需要给予常规剂量3～5次。如果药物的半衰期较长，达到稳定血药浓度也就相应需要更长的时间，即药物的"不应期"较长，这种情况对于病情危重的患者来说是非常不利的，因而临床上会采取"首剂加倍"的给药方法，以求尽快达到稳定血药浓度、产生药效、进而控制急症，后续则再给予常规剂量以求维持药效。

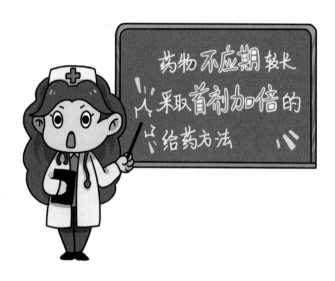

但事实上，大部分疾病并不需要药物首剂加倍，也并不是所有的药物都能首剂加倍。只有起病较急、病情较重时才能根据药物的特点决定是否首剂加倍。"首剂加倍"的代表性药物为抗微生物类药物、微生态制剂和止泻药等。

抗微生物类药物在首剂加倍的情况下，可以迅速稳定血药浓度，及时控制感染，但也并不是所有的抗微生物类药物都能够首剂加倍。常见的首剂量需加倍的口服抗微生物药物有：① 阿奇霉素在对抗感染时，总剂量为 1 500 mg，疗程5天，可以首次给药500 mg，第 2～5天每次口服250 mg。② 米诺环素成人第1次给药200 mg，以后每12小时给药100 mg或每6小时给药50 mg。③ 替硝唑在治疗厌氧菌感染时，第1天起始剂量2 g，以后每天1次，每次1 g；或每天2次，每次500 mg。④ 氟康唑在治疗隐球菌病时，第1天400 mg，后续200～400 mg，每天1次；治疗侵袭性念珠菌病时，第1天800 mg，后续400 mg；治疗口咽、食道黏膜念珠菌病，第1天200～400 mg，后续100～200 mg，每天1次。⑤ 伏立康唑在第1个24小时内，体重高于40 kg的患者，负荷剂量为每12小时给药1次，每次400 mg，24小时以后的维持剂量为200 mg，每天2次；体重低于40 kg的患者，负荷剂量为第1个24小时，每12小时给药200 mg，24小时后给予维持剂量100 mg，每12小时1次。⑥ 氯喹在治疗疟疾时，口服首剂1 000 mg，后续每天750 mg；治疗肠外阿米巴病时，前2天每日1 000 mg，后续改为500 mg，每天1次。

除了口服给药外，静脉给药有时也需要给予一个负荷剂量。例如万古霉素用于治疗耐甲氧西林金黄色葡萄球菌所致的严重感染时，首剂25～30 mg/kg，维持剂量为15～20 mg/kg。替加环素静脉滴注，推荐的给药方案为首剂100 mg，随后每12小时50 mg。

除了抗微生物类药物，还有一些药物在首次给药时也可以加倍使用，以求较快地凸显药效。如地衣芽孢杆菌，可用于细菌或真菌引起的急、慢性肠炎、腹泻，也可用于其他原因引起的胃肠道菌群失调的防治。又如蒙脱石可用于成人及儿童的急、慢性腹泻，在治疗急性腹泻时，首次服用剂量就可以加倍。此外，还有抗血小板药物氯吡格雷，在治疗急性冠脉综合征时，应以300 mg的负荷剂量开始，然后以每日75 mg，每日1次连续服药。

需要强调的是，并非所有药物都能首剂量加倍，事实上大部分的疾病也并不需要首剂加倍。如果盲目地认为首剂加倍就能好得快，不论什么病、什么药都采用首剂加倍，那么就有可能出现药物中毒的严重问题，尤其是对于一些治疗窗口窄的药物，所谓"高警示药物"（之前叫作"高危药物"），例如华法林、地高辛等。华法林过量服用可导致出血，而地高辛中毒则可引起恶心、呕吐、厌食、头痛等严重的不良反应。还有些药物本来首次给药就可能会出现较为明显的不适感，例如特拉唑嗪首次给药时就可能会引起体位性低血压和晕厥的"首剂综合征"，如果剂量再加倍，那么毫无疑问会大大增加不良反应的发生风险。

综上所述，为了尽快地达到稳态血药浓度，进而控制病情，有些药物确实需要首剂加倍，但绝大部分药物在给药时，首剂加倍是没有必要的，对于治疗窗口窄的药物则更不能首剂加倍。此外，老年人、儿童、肝肾功能不全者，药物的代谢与成人不完全相同，给药剂量也存在个体差异，例如老年人一般给药剂量仅为成年人的3/4。因此，如果医嘱未要求首次给药剂量加倍，那么请谨遵医嘱，但切不可盲目地擅自加倍服用药物，尤其是高警示药物，以免引发悲剧。

药物的剂量红线

　　李大妈长期服用华法林，抗凝效果一直不错。之前换了一个不同厂家的华法林并以相同的剂量服用，没过多久就出现了皮肤瘀斑，但她也没当回事。这几天又有频繁的牙龈出血，上医院一查，方知都是换用华法林惹的祸，幸好及时调整，并未发生更加严重的出血问题。

　　那同样是华法林，不同厂家的合格产品，为什么会引起这种情况发生呢？事情的原委到底如何呢？其实，像华法林这种"治疗窗"狭窄的药物，在使用上真是很有讲究的……

　　药物治疗，浓度过低无法发挥药效，浓度过高则可能会诱发不良反应，甚至出现毒性反应。事实上，药物的最小有效浓度与最低中毒浓度是临床治疗的合理区间，这个浓度区域就是所谓的药物"治疗窗"。临床上使用治疗窗口狭窄的药物需要格外谨慎，否则容易导致毒性反应的出现，常见的治疗窗较窄的药物有华法林、地高辛、环孢素、茶碱、苯妥英钠等等。

　　华法林是一种常用的口服抗凝剂，有效治疗浓度为 2.2 ± 0.4 μg/mL，剂量适当可以预防血栓的形成，剂量过大则会引起患者出血。因此，华法林在使用初期需要频繁监测国际标准化比值（INR），其最佳的抗凝强度INR值为 $2.0 \sim 3.0$，4.0时可能有出血风险，5.0时可能有严重的出血风险，此时甚至要用到血液制品才能达到止血的目的。但非常不乐观的是，一项非瓣膜病心房颤动患者的前瞻性临床研究显示，即使控制华法林的INR在 $2.0 \sim 3.0$ 时，出血的发生率也会达到 $1.4\% \sim 3.4\%$。

　　对于华法林，不仅是用法用量上的少许变化，甚至是换用不同厂家的相同剂量

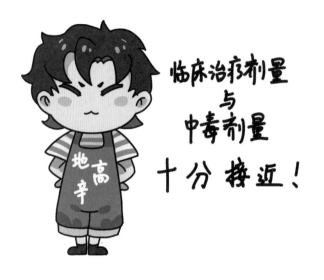

的产品都会引起药效和不良反应的诸多变化，所以需要重新开始监测INR值。对于患者而言，长期服用华法林应该认清厂家、剂型、剂量，定期监测INR值，出于安全的考虑，日常同食的食物和同服的药物也应该咨询药师和医生。

地高辛是中效洋地黄强心苷类药物，临床常用于慢性或充血性心力衰竭、心房纤颤等疾病的治疗，是非常经典的药物。其有效血药浓度为0.5～2 ng/mL，中毒浓度为>2 ng/mL，治疗窗窄，临床治疗剂量与中毒剂量非常接近。目前，洋地黄中毒仍是其临床上常见的不良反应，甚至可引起心律失常，美国安全用药规范研究院（SIMP）将其定为高警讯药物。

环孢素是一种强效的免疫抑制剂，临床适应证有器官移植、骨髓抑制、类风湿关节炎等，其治疗窗也很窄，且血药浓度容易受到同食食物、合并用药、个体差异、基因遗传等诸多因素的影响，常见的不良反应为肾功能损伤。环孢素在肾脏移植患者中使用最为普遍，术后早期有效血药浓度为450 ng/mL，中毒浓度为698 ng/mL，后期有效血药浓度为150 ng/mL，中毒浓度为363 ng/mL，中毒浓度仅为有效浓度的2倍左右，在临床使用时应做好血药浓度的监测工作（TDM）。

茶碱具有舒张支气管平滑肌、解除支气管痉挛的作用，但其有效剂量与中毒剂量十分接近，不良反应发生率较高。茶碱轻度中毒的表现为恶心、呕吐、头痛、不安、失眠及易激动；中度中毒为除上述反应外，出现心前区不适、心悸、心律失常或呼吸不规则等；重度中毒可有室性心动过速、精神失常、惊厥、癫痫发作、昏迷，甚至呼吸和心脏骤停等。茶碱的有效血药浓度为10～20 µg/L，>20 µg/L可出现消化道症状，>40 µg/L可出现神经系统及心血管系统的症状，且容易受到合并用药的影响。

苯妥英钠可用于癫痫、三叉神经痛、洋地黄中毒及三环类抗抑郁药过量的治疗，它也是一种治疗窗较窄的药物，过量可引起视物模糊、复视、笨拙、行走不稳、精神紊乱、严重的眩晕或嗜睡、幻觉、恶心等不良反应。药物的治疗浓度为 10 ～ 20 µg/mL（儿童和成人），8 ～ 15 µg/mL（婴儿），中毒浓度为 >30 µg/mL。

此外，氟卡尼的有效治疗浓度为 0.2 ～ 1.0 mcg/mL；锂制剂的血清锂浓度应控制在 0.8 ～ 1.2 mmol/L；当西罗莫司的血药谷浓度 <5 ng/mL 时，急性排斥反应的严重程度和发生率与浓度有很大相关性，当血清谷浓度 >15 ng/mL 时，高三酰甘油血症、血小板减少症、白细胞减少症的发生与浓度有关；他克莫司则具有神经毒性和肾脏毒性，其发生率与血药浓度水平呈正相关。

综上所述，治疗窗口狭窄的药物在用药时需要格外谨慎，因为它们的中毒浓度与治疗浓度十分接近，很容易诱发毒性反应，临床上一定要把握好药物剂量这根"红线"。用药时除了需要掌握用药的有效剂量、个体化给药、避免超量服用药物外，还要考虑同食食物、联合用药及其他因素对药物浓度的影响。食物会影响药物代谢，而同服的很多药物需要经过肝药酶代谢，部分可以抑制或者诱导肝药酶的活性，从而改变治疗窗口窄的药物的代谢状况。例如，华法林与西咪替丁合用可增强其抗凝活性，增加出血风险，与苯妥英钠合用则可能降低其抗凝作用。

对于治疗窗口窄的药物，TDM 是非常有效的手段。值得一提的是，药物治疗的本身就是在药效与不良反应之间寻求平衡点，在尽可能发挥最大药效的同时又确保安全，减少或者规避不良反应的发生。TDM 可以将临床用药从传统的经验模式提高到较为科学的水平，其核心内容是治疗方案的个体化，包括药物剂量、给药时间和途径，提高疗效，降低不良反应，从而达到有效、合理、安全、经济的目的。

用药有道，吸烟让道

很多人都知道服药期间不能饮酒，但通常都忽视了吸烟的危害。你知道吗，吸烟会影响多种药物的吸收与代谢，改变药效或加重药物的不良反应，从而危害人们的用药安全。

研究表明，烟雾中含有的生物碱如尼古丁及多环芳烃类化合物，可影响呼吸系统类、心血管系统类、抗精神类、抑酸护胃类等多种药物的作用。

▶ 呼吸系统用药

（1）β_2肾上腺素受体激动剂　β_2肾上腺素受体激动剂是治疗哮喘的重要药物，有短效的沙丁胺醇、特布他林及长效的福莫特罗、沙美特罗等。经常吸烟者体内淋巴细胞β_2受体反应能力降低，但戒烟后可迅速恢复。哮喘患者使用β_2受体激动剂治疗也可能会导致疗效降低。有研究发现吸烟可影响沙丁胺醇的硫酸化速率，加快其在体内的代谢，使支气管舒张反应下降；其中，从未吸烟者下降程度明显低于已戒烟者，而已戒烟者又低于未戒烟者。

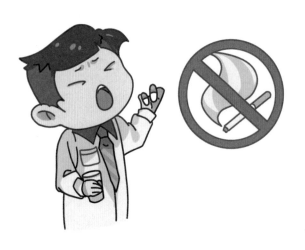

（2）糖皮质激素　吸烟可在局部范围内增高吸入激素后气道黏膜的渗透性，促进黏液分泌，使激素随之排出，从而导致局部药量减少，疗效降低。吸烟还可促进气道炎症因子分泌，使患者对激素治疗的敏感性降低。

（3）茶碱类药物　吸烟者血液中茶碱清除率比非吸烟者增加

58% ～ 100%，且随着年龄增长这种作用愈加明显。此外，吸烟还能诱导茶碱代谢酶的活性，加速茶碱的代谢，缩短茶碱类药物的半衰期，使其在体内很快衰减，药效维持时间减少，疗效降低。因而对于吸烟者，应加大茶碱的用量。在儿童被动吸烟者中也发现需要用更高剂量的茶碱才能达到控制哮喘的疗效。但茶碱的治疗剂量和中毒剂量非常接近，易发生中毒，如有条件应当监测血药浓度，以适当调整剂量。

（4）白三烯受体拮抗剂　白三烯受体拮抗剂可减轻哮喘症状，降低哮喘的恶化程度。有研究表明，吸烟者体内白三烯合成增加，口服白三烯受体拮抗剂孟鲁司特钠后，呼气峰流速明显上升，患者气道阻塞程度降低，而非吸烟者则无明显改善。这表明吸烟可能会增加白三烯受体拮抗剂的疗效。

▶ 心血管系统用药

（1）β 受体阻滞剂　如普萘洛尔、美托洛尔在慢性心衰、高血压、冠心病等的治疗中有非常重要的地位，而吸烟可通过诱导药物与葡萄糖醛酸结合代谢，加快药物在体内的清除速率，降低药物作用的有效时间，削弱 β 受体阻滞剂对心脏的有益治疗作用。

（2）华法林　吸烟可诱导华法林的代谢酶的活性，增加华法林的清除率，降低其体内血药浓度。有研究表明，与非吸烟者相比，吸烟者服用华法林时，剂量应增加约 12%，以维持血液中相同的药物浓度，从而达到治疗效果。

▶ 抗精神病类用药

有研究表明，与非吸烟者相比，吸烟者体内氯丙嗪、氟哌啶醇、氯氮平、奥氮平等药物清除率增加，血液中药物浓度降低。对于吸烟者而言，应当适当提高药物的剂量，并密切监测可能出现的不良反应。

▶ 其他常见用药

（1）抑酸药物　服用西咪替丁、雷尼替丁、奥美拉唑等抑酸药物时，如果仍不停吸烟，会导致胃部血管收缩，延迟胃排空时间，减慢抑酸药物的吸收速度，从而影响药效。

（2）解热镇痛药　吸烟会诱导阿司匹林抵抗的发生，出现心脑血管事件；可致扑热息痛（对乙酰氨基酚）的代谢加快，疗效显著下降。

（3）避孕药物　口服避孕药物本身有可能引起血栓性疾病，而吸烟或大量吸入二手烟会促使体内儿茶酚胺释放，血小板的黏附性增加，大大增加心肌梗死的发生风险，加大了避孕药物的毒性。此外，还会使避孕药疗效降低，易造成避孕失败。

（4）注射用胰岛素　控制血糖研究表明，1型糖尿病患者吸烟后胰岛素的吸收在开始30分钟内平均下降11.3%，吸烟糖尿病患者需比不吸烟患者增加15% ～ 30%胰岛素量，吸烟累积量与胰岛素抵抗程度呈正相关，会降低胰岛素的作用。

除上述药物外，抗结核药、抗肿瘤药、抗焦虑抑郁药、麻醉镇痛药等药物的代谢、吸收都会受到吸烟的影响。

吸烟或吸入二手烟，会影响药物在体内的浓度及作用时间，从而影响药物的疗效。对于患者而言，为了自身与他人的健康，戒烟势在必行。若戒烟不成功，切记在用药前后30分钟内不要吸烟，以免影响药效或增加药物的不良反应。

镇静催眠药物与药物成瘾性

良好的睡眠可以使大脑获得充足的休息，以缓解疲劳，保持旺盛的精力，增强免疫力，提高人们的工作和学习效率。但是，现实生活中有很多人受到了失眠的困扰，据统计目前已经有10%～15%的成人完全符合临床失眠的诊断标准。

短期的失眠可以通过去除相关诱因来解决，而慢性失眠的患者则需要进行规范的治疗，除了针对病因治疗，配合心理治疗、睡眠健康教育外，还需适当辅以药物治疗。

镇静催眠药及具有催眠作用的抗抑郁药是治疗失眠的常用药物，但部分患者会担心一旦吃了这些药物就会成瘾，会有依赖、戒不掉，因而不愿意去用药。

那么，镇静催眠药及具有催眠作用的抗抑郁药的成瘾性到底如何呢？如何避免形成对药物的依赖呢？又如何戒除呢？

镇静药本质上是用来平静情绪和缓解焦虑的药物，而催眠药是用来启动、维持或延长睡眠的药物，二者相得益彰。

镇静催眠药可以治疗失眠，改善睡眠状况或延长有效睡眠时间，缩短睡眠潜伏期，减少觉醒次数，包括苯二氮䓬受体激动剂、褪黑素受体激动剂、具有镇静作用的抗抑郁药（如曲唑酮、米氮平、氟伏沙明、多赛平）等。

▶ 药物依赖的定义

药物依赖，又被称为药物成瘾，是指药物与机体相互作用的一种精神状态，有时也会伴随身体状态，表现为强迫性的要连续或定期使用药物的行为或其他反应，目的是要感受药物的精神效应或避免遭受停药引起的痛苦。

▶ 可导致药物依赖的药物

苯二氮䓬受体激动剂包括苯二氮䓬类药物（BZDs，俗称"安定"类药物）和非苯二氮䓬类药物（non-BZDs或Z-Drugs，如唑吡坦、佐匹克隆等）。长期服用苯二氮䓬类药物可能与共济失调、镇静、跌倒和骨折风险、认知能力下降及依赖性有关。联用苯二氮䓬类药物和阿片类药物更加会增加镇静、呼吸抑制、昏迷和死亡的风险。老年患者用药时还要注意药物的肌松作用和发生跌倒的风险。

当苯二氮䓬类药物最初被引入临床实践时，它们被认为是无成瘾性的，直至今日地西泮（安定）仍旧是对于人类生命贡献最大的三大药物之一（另两个药物是青霉素和阿司匹林），足见其"江湖地位"之高。但是，自20世纪70年代初以来，在临床上已经很明显且已经形成了共识，这类药物会产生戒断症状和生理依赖。实际情况是，无论是在大剂量还是在正常剂量的服用状态下，相当大比例的接受过苯二氮䓬类药物治疗的患者发展成了某种形式的生理依赖。此外，苯二氮䓬类药物被认为是一种"二级滥用药物"，即指为了增强其他药物的效力而服用的药物，也就是说，苯二氮䓬类药物很少被单独滥用。有文献表明大约80%的苯二氮䓬类药物滥用是与其他药物的滥用同时发生的，而阿片类药物则是其最常见的滥用"伙伴"。

非苯二氮䓬类药物半衰期短，一般不会产生日间困倦，但曾有报道，使用此类药物的患者有过诸如睡眠驾驶、睡眠进食和梦游等异常行为。虽然非苯二氮䓬类药物与苯二氮䓬类药物有类似的不良反应，如跌倒、骨折、谵厥等，但最初还是被医生认为是相对安全的，几乎没有滥用和产生依赖的可能。但目前看来事实并不是这样，非苯二氮䓬类药物同样有产生依赖的可能，只是可能性或许略低于苯二氮䓬类药物。早在2003年的一项回顾分析研究就报道了36例患者对唑吡坦产生了依赖性，另有22例患者对佐匹克隆产生了依赖性。几乎所有患者都报告了依赖的典型特征，即剂量随时间增加、耐受性（疗效丧失）和戒断症状，而且几乎所有患者都是在以前的药物或酒精滥用者中报告的，或患者已确认有药物滥用或依赖以外的精神障碍。考虑到回顾分析的处方数量较大，依赖和滥用的相对发生率似乎极低，但确实存在，同时药物警戒数据也表明，唑吡坦（商品名：司诺思）产生依赖性和滥用的风险可能会稍高。

具有催眠作用的抗抑郁药物尤其适用于抑郁和焦虑伴失眠症患者的治疗，常用的药物有曲唑酮、米氮平、氟伏沙明、多塞平等。代表性药物曲唑酮适用于合并抑郁症、重度睡眠呼吸暂停综合征及有药物依赖史的患者，其最常见的不良反应是嗜睡、头痛和体位性低血压，而后者是一个最值得关注的不良反应，特别是对于那些有跌倒和受伤风险的老年患者。

随着全球诊断卫生信息标准ICD-11的发展，关于将某些精神活性物质如抗抑郁药归类为依赖性药物的争论再次被点燃。笔者认为，成瘾的诊断应基于几种物质依赖行为症状的出现，包括渴望、对药物摄入的控制受损、耐受性发展和戒断症状以及它们各自的神经生物学相关因素。事实上，抗抑郁药物不会促进腹侧纹状体的多巴胺释放，不会导致患者产生用药的渴求，不会导致患者不受控制地对药物产生需求，不会导致患者不顾有害后果地去使用药物，因而即使该类药物存在耐受性与撤药反应，但整体上并不算成瘾性药物。

▶ 药物依赖的表现

由于很难区分长期使用、滥用或者依赖，而且与酒精或其他药物的滥用相比，镇静催眠药依赖的主要症状并不那么明显，因此与其他药物使用障碍相比，其滥用的数据要少得多。

镇静催眠药依赖后可表现为：① 多达数月或数年的长期使用。② 日常生活离不开药物。③ 最初的症状相较于继续使用药物已经不那么重要。④ 失去控制，无法停止，担心药物用完。⑤ 药片随身携带，或可以随时获得。⑥ 耐受性增加。⑦ 患者通过增加就诊来获得药物。⑧ 由于戒断症状，很难停止使用药物或减少剂量。⑨ 服用短效苯二氮䓬类药物的患者会在剂量之间产生焦虑，或者对下一剂量产生渴求。⑩ 如果没有现成的下一张处方，会产生焦虑。⑪ 可能会随身携带药物，可能会在特殊情况，如预期有压力的事件发生前，甚至是在陌生的床上过夜前服用额外的剂量。⑫ 白天服用安眠药。

▶ 药物依赖的影响因素

镇静催眠药物短期使用（2～4周）较为安全，而长期使用的安全性则难以确定。有研究表明约有47%的人在使用超过1个月的情况下，产生了依赖性。美国心理学协会认为药物依赖的主要影响因素包括：① 高剂量。② 服用时间超过4个月。③ 高龄。④ 当前或以往的镇静催眠和（或）酒精依赖史，包括长期使用苯二氮䓬类药物。⑤ 高效、半衰期短的苯二氮䓬类药物等因素会导致药物依赖更容易发生。

另外，还存在一些影响因素，诸如相较于男性，女性更容易产生依赖性。事实上，镇静催眠药不仅被焦虑症、情感障碍和失眠患者滥用，还会被精神分裂症患者滥用。在酗酒患者中，镇静催眠药的使用率也很高，依赖性也会相应更高。镇静催眠药的滥用和依赖在阿片类药物依赖人群中尤为普遍。对于65岁以上的老年人，随着药物使用时间的延长，镇静催眠药的滥用和依赖会更高。其他存在物质使用障碍、严重的精神障碍、慢性疼痛患者、身体残疾或行动不便、认知损害者，也会表现出更高的依赖性。此外，有研究表明，患者对三唑仑和劳拉西泮的高剂量依赖风险尤高。

▶ 过量使用

服用过量镇静催眠药时，可产生一系列的神经功能损害，包括但不限于精神状态改变、言语不清、共济失调、头晕、思维过程受损和认知功能全面受损。如果镇静催

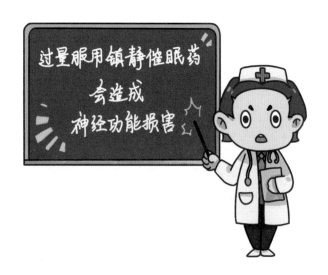

眠药与其他药物同时服用，包括中枢神经抑制剂，如酒精、阿片类药物、某些抗抑郁药、抗惊厥药等，有可能出现急性过量症状甚至危及生命。过量、错误的联合用药会降低药物的安全性，并导致发病率和死亡率的增加。

▶ 戒断症状

任何患者在长期使用镇静催眠药，尤其是苯二氮䓬类药物（6～12个月）后突然停药时，都需要十分关注是否有急性戒断症状出现。突然停药，可引起精神系统症状如焦虑增加、紧张、睡眠障碍、抑郁、易怒、谵妄、意识模糊；自主神经系统症状如战栗、出汗、恶心、呕吐、运动激进、呼吸困难、心跳加快、血压升高、头痛、肌肉紧张等；神经和身体并发症如癫痫发作风险增加、自主活动障碍、认知障碍、记忆障碍、畏光、肌肉抽搐等。

一般来说，停用短效药物的患者会在2～3天内出现戒断症状，长效药物则在5～10天内出现戒断症状。戒断症状的主要治疗方法是重新给予已停用的药物，但阿普唑仑停药时应用氯硝西泮加以治疗，这可能是因为氯硝西泮比其他长效苯二氮䓬类药物的疗效更好。

▶ 停药周期

停药时，建议每周将镇静催眠药的剂量减少50%或每2周将每天剂量减少10%～25%。对于大多数患者来说，4～8周的停药周期较为合适。至于改用诸如地西泮之类的长效药物是否具有根本优势，目前尚不清楚。同样，是否需要住院来进行"盲减药"，即患者在没有被告知确切的服用剂量的情况下减量服用药物亦不清楚。

有报道称，褪黑素在苯二氮䓬类药物戒断期间可以帮助改善睡眠，但目前看来这种观点仍缺乏循证依据。此外，皮下缓慢滴注苯二氮䓬类拮抗剂氟马西尼也是这种情况。

▶ 认知行为疗法

心理教育（例如提供关于长期使用苯二氮䓬药物的影响和风险，以及可能的替代品信息）通常是治疗的第一步，但应伴随其他社会心理干预措施同时进行。长期使用镇静催眠药的心理治疗干预有三个目标：促进戒断本身、促进进一步戒断以及治疗潜在的疾病。有许多循证治疗如动机性访谈，旨在通过帮助患者平衡和重新考虑药物使用的利弊，并激励他们停止用药来诱导行为的改变，以帮助治疗对于药物的依赖。

目前认为，认知行为疗法在治疗药物依赖方面发挥着重要作用，治疗部分包括社交能力训练、放松技巧、克服焦虑的训练和其他行为治疗方法。非药物干预，特别是刺激控制和睡眠限制，以及睡眠卫生教育（教导患者保持有规律的醒睡模式，在一周中有规律地放松，避免兴奋和睡前进食大餐等），都是治疗药物戒断引起睡眠障碍的有效方法。

▶ 如何避免依赖

综上所述，在许多情况下，催眠剂和（或）镇静剂的滥用与依赖可以通过以下措施加以预防：① 选择尽可能低的剂量。② 避免长期用药。③ 避免突然显著增加剂量。④ 仔细核查是否具有高风险因素。

患者应当避免持续 2～3 个月或更长时间的药物治疗和突发性显著增加剂量。对于一些人，特别是有睡眠障碍的患者，建议间歇治疗而不是连续治疗，可每周服药 3～5 天而不是每晚都服药。高危人群包括酒精和药物依赖者、慢性疾病患者（特别是那些伴有疼痛综合征的患者），或患有慢性睡眠障碍、人格障碍或精神抑郁的患者，在用药时需要更加谨慎。

总的来说，长期或不当使用和依赖镇静催眠药仍然是非常常见的社会现象，特别是在患有其他物质使用障碍、精神障碍如焦虑障碍和失眠的患者、慢性疼痛患者或其他心身疾病患者之中。但可以肯定的是通过严格限制在数周内（一般不建议超过 4 周）用药，且不显著增加剂量是可以预防出现使用依赖的，即规避成瘾性。

对于那些依赖镇静催眠药的人来说，在 1～2 个月内逐渐停止用药是标准的程序和有效的方法。进一步的药物治疗戒断症状是有益的，治疗失眠、焦虑和情感症状的抗抑郁药在许多情况下是有用的。进一步的心理社会支持取决于药物依赖的严重程度和精神障碍。

综上所述，一言明示：镇静催眠药的成瘾性并不是"洪水猛兽"，可防可控！不能轻易随性地用药但也不能讳疾忌医，该用药时还是得用药，应该科学、安全地用药！不骤停药物，不随意增减！缓缓减量、维持稳态、避免戒断、防止复发，才能平稳停药！

紧「药」关头

——药物的及时使用

紧急避孕药的使用

破伤风针，该不该打？该怎么打？

急救必备药——肾上腺素

突发心绞痛，硝酸甘油和速效救心丸哪个强？

服用心血管药物，请牢记最佳服用时间点

……

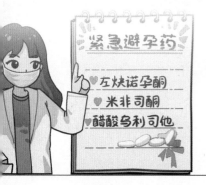

紧急避孕药的使用

紧急避孕药作为一种事后补救的避孕措施，主要用于预防无避孕措施的性生活或避孕措施失败而有可能引起的意外妊娠。对于暂时没有"造娃"计划的人们来说，激情之后亡羊补牢至关重要。当然，是药三分毒，紧急避孕药不能作为常规的避孕手段。有专家提出紧急避孕药吃多了可能会引起月经不调、内分泌失调、宫外孕，甚至不孕、不育等不良反应，建议1年内服用不要超过3次。那这种说法到底是否科学呢？

紧急避孕药主要包括左炔诺孕酮、米非司酮和醋酸乌利司他3种。左炔诺孕酮是比较容易获得的非处方药物（OTC），即不需要医生处方就可以直接到药店购买，相对来说安全性还是比较高的，应在性交后的72小时内，尽早一次性服用1.5 mg或间隔12小时分两次服用0.75 mg，数据显示可以降低60% ~ 90%的意外妊娠风险。米非司酮属于处方药，应在性交后的120小时内服用10 ~ 25 mg，避孕成功率高达99%左右，但可能会导致女性下次月经延迟5天以上。醋酸乌利司他是一种新型的孕酮类制剂，先后于2009年在欧盟和2010年在美国获得批准上市，为处方药，与左炔诺孕酮相比

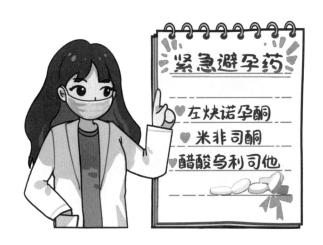

避孕效果更好，一般应在性交后的 120 小时内服用 30 mg，但同样可导致部分女性的月经周期明显发生延迟。

紧急避孕药常见的不良反应有恶心、呕吐、阴道出血、月经周期发生改变以及其他症状，如乳房胀痛、头痛、头晕、乏力等。其中，恶心、呕吐等胃肠道反应是紧急避孕药最为常见的不良反应，如服用左炔诺孕酮的女性，约 20% 出现恶心，4% 出现呕吐；服用米非司酮的女性则有 6% 出现恶心，1% 出现呕吐。由服用紧急避孕药引发呕吐的发生率并不高，一般不需要服用止吐药，但若在服药后 2 小时内发生呕吐，则应当即时补服避孕药物。服用紧急避孕药后，部分女性还会出现不规则的阴道流血或滴血，一般情况下是不需要处理的，但这仅仅是药物不良反应的表现，并不意味着紧急避孕已经成功，实际上只有下次月经来潮才是成功避孕的标志。服用紧急避孕药还可导致女性月经周期发生改变，大概率事件是，服用左炔诺孕酮可致月经周期平均提前 1 天，而服用米非司酮与醋酸乌利司他则可能引起月经周期延迟，有时甚至可长达 7 天之久。紧急避孕药物的其他不良反应较为轻微，一般可以自行缓解。

综上所述，紧急避孕药的安全性还是比较高的，并不会引发严重的并发症，如避孕失败也不会增加异位妊娠及胎儿畸形的概率，所以应该可以放心地按需使用。实际上即使在同一个月经周期内也可以多次服用紧急避孕药，故 1 年内服用不能超过 3 次的这一说法是缺少科学依据的。当然，紧急避孕药不应当作为常规的避孕手段，其避孕的成功率并不比短效避孕药、避孕套等事前避孕措施高，而且不良反应相比于短效避孕药而言明显增加。此外，紧急避孕药所引起的月经周期改变，尤其是月经延迟还可能导致女性因为害怕意外怀孕而产生沉重的心理负担。

未及时服用、不正确使用紧急避孕药或者即使正确服用避孕药，均有避孕失败而发生妊娠的可能性。在受孕后，有些人想继续妊娠，但却担心服用紧急避孕药会引起胎儿出生缺陷而导致不良的妊娠结果。世界卫生组织（WHO）的声明指出，左炔诺孕酮并不会影响正在发育胚胎的发育。目前也并没有相关的科学证据表明服用紧急避孕药失败后继续妊娠会造成新生儿的出生缺陷。国内外少量的研究更是表明，在服用左炔诺孕酮紧急避孕失败后继续妊娠而出生的孩子与正常对照组相比，在出生缺陷、胎儿体重、身长、性别比、妊娠结果上并未出现统计学上的差异。

从规避胎儿风险的原则出发，孕期应当禁止使用合成类孕激素，这也是口服避孕药被归为孕期禁用药物（X级）的初衷。但是，这并不代表口服避孕药失败后妊娠就会导致胎儿出生缺陷。一般药物导致胎儿致畸的风险都远小于自然界3%～5%的自然出生缺陷率。笔者认为如果因为孕早期使用了一个致畸效应并不明确的紧急避孕药物而人工流产，其实是违背了保护胎儿及孕妇、规避风险的原则，没有必要，亦不具备科学依据，毕竟妇女做一次人流后可能会带来很多后续的伤害和问题。也许在真正为人父母之前确实应该学会承担，在这点上理智是必需的。

药物的安全性从某种意义上说是具备相对性的，不良反应与治疗效果是药物"与生俱来"的属性，我们要理性对待药物的不良反应，只要不良反应已知和可控，仍属好药！紧急避孕药当然不能常规服用，但也不是1年内服用不能超过3次的药物，该吃的时候就得吃，总好过意外怀孕后去做人工流产！

破伤风针，该不该打？
该怎么打？

说起破伤风，大家都应该听说过，日常生活中一旦出现外伤尤其是被生锈的铁器刺伤了，去医院处理完伤口后往往还会打一针破伤风针。那么，接种过破伤风疫苗的人，外伤后还需要打破伤风针吗？不打破伤风针的后果严重吗？打破伤风针有什么注意事项呢？

破伤风梭菌是广泛存在于土壤及环境中的厌氧菌，甚至还会存在于哺乳动物的肠道内。临床上被称为破伤风的，其实是因破伤风梭菌通过皮肤或黏膜侵袭进入人体后所分泌的神经毒素而引起的感染性疾病，潜伏期一般为3～10天，可引起全身骨骼肌强直性收缩和阵发性痉挛，重症病例在不接受医学干预的情况下死亡率为100%，即无一幸免；而经过有效的医疗救治，全球病死率也高达30%～50%，所以这个病绝对是"防胜于治"的。

事实上，破伤风这一致命的疾病，它的防治主要依靠主动免疫与被动免疫2种方法。首先需要明确的是，破伤风的主动免疫是通过注射破伤风疫苗（TTCV）来实现的，通过规范的免疫程序可使接种者保持5～10年的免疫作用。其次，在生活中出现外伤后打的破伤风针则是被动免疫的治疗方法，是采取直接为机体提供抗体来中和破伤风神经毒素，即用于破伤风的短期应急预防。被动免疫类的制剂包括破伤风抗毒素（TAT）、马破伤风免疫球蛋白〔F（ab'）$_2$〕和破伤风人免疫球蛋白（HTIG），产生效应较快但是保护时间较短，如TAT和F（ab'）$_2$的保护时间仅为10天左右，而

HTIG可以延长到28天左右。

破伤风抗毒素是由破伤风类毒素免疫马后所得到的血浆，再经胃酶消化后纯化制成的液体抗毒素球蛋白类制剂，可用于外伤后的破伤风预防，皮下或肌内注射均可。由于是马的血清制品，对于人体而言属于异性蛋白，在使用的过程中可能会出现过敏反应，一般会在注射过程中或注射后数十分钟内突然发生，严重者会引起休克。过敏反应的发生率为5%～30%，致死率为0.01%。因此，在注射前需要做皮试，且注射后患者需要观察至少30分钟

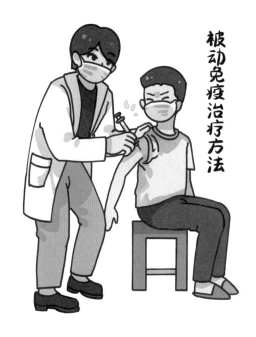

方可离开。TAT阳性患者慎用，如确需使用，需采用脱敏注射的方法。

马破伤风免疫球蛋白是在TAT生产工艺的基础上，加用柱色谱法纯化工序来降低IgG等大分子蛋白质的含量，并提高有效成分片段F（ab'）$_2$的相对含量，因而与TAT相比，安全性有较大提高。但是，由于仍旧是异性蛋白，马破伤风免疫球蛋白还是有可能引起过敏性休克，因此在使用前仍需做皮试，且同样在注射后至少需观察30分钟才能离开；皮试阳性的患者慎用，如确需使用，要采取脱敏注射的方法，将原液稀释后分多次注射，但这样做会平添患者的痛苦且在操作上也较为繁琐。TAT和马破伤风免疫球蛋白均可能诱发血清病，表现为荨麻疹、发热、淋巴结肿大、局部水肿等症状，一般在注射后2～4天或7～14天发病。一般可使用钙剂或抗组胺药物来对症治疗。

破伤风人免疫球蛋白是在由乙型肝炎疫苗免疫后，再经破伤风类毒素免疫的健康人员中采集效价高的血浆或血清，经低温乙醇分离和提纯，并经病毒灭活处理后制成的制剂。由于是人血液制品，在使用时不需要做皮试，一般无明显的不良反应，极少数人仅会出现红肿、注射区域疼痛感等轻微反应，无需处理即可自行恢复，安全性较高。

那么，人们在受到外伤后是否一定要打破伤风针呢？事实上，这取决于伤口的性质以及既往接种疫苗的情况。如果是窄而深且被污染的伤口，厌氧菌破伤风梭菌更加容易存活、繁殖，例如被生锈的铁钉扎伤，是需要打破伤风针的。对于伤口较浅的皮外伤，一般清创即可，无需打破伤风针。然而，有些情况并不易区分，所以一般认为除了清洁的小伤口外都是破伤风的易感伤口，如穿刺伤、撕脱伤、挤压伤、冻伤、处理延迟超过6小时的伤口等，尤其是被土壤、粪便或唾沫污染的创面，均需要注射破伤风针。

在《外伤后破伤风疫苗和被动免疫制剂使用指南（2019年版）》中，根据既往接种破伤风疫苗的记录及伤口的清洁程度，对于是否需要注射疫苗或者被动免疫类破伤风制剂，给出了规范化的建议，详见下表。

破伤风疫苗和被动免疫类制剂的使用

既往免疫史	最后1剂注射至今时间	伤口性质	TTCV	HTIG/F（ab'）$_2$/TAT
全程免疫	<5年	所有类型伤口	无需	无需
全程免疫	≥5且<10年	清洁伤口	无需	无需
全程免疫	≥5且<10年	不洁或污染伤口	加强1剂	无需
全程免疫	≥10年	所有类型伤口	加强1剂	无需
非全程免疫或免疫史不详	—	清洁伤口	全程免疫	无需
非全程免疫或免疫史不详	—	不洁或污染伤口	全程免疫	需要

综上所述，关于"神秘"的破伤风针，请谨记以下8条注意事项：① 外伤（特别是创口较深、污染较为严重者），当有感染破伤风的危险时，应及时进行预防。② 破伤风针可以中和游离的破伤风毒素，但是不能中和已经与神经细胞结合的破伤风毒素，因此破伤风针应尽早注射。③ 应优先选择人血清的HTIG，如果实际情况是没有HTIG的则考虑使用马血清的F（ab'）$_2$或者TAT。④ 因马血清类制剂使用时可能会引起过敏性休克，因此注射前均需进行皮试，注射后需要观察至少30分钟，不要刚注

射完后就匆匆离开医院。⑤ F（ab'）$_2$ 与 TAT 皮试阳性的患者，应谨慎注射，如确需注射可以采用脱敏注射疗法。⑥ HTIG 来源于人血清，较为安全，注射前不需要做皮试。⑦ 孕妇及哺乳期妇女均不是注射被动免疫类破伤风制剂的禁忌证，即在利大于弊的情况下，可以注射破伤风针。⑧ 免疫球蛋白制剂中的抗体可能会干扰活病毒疫苗，如麻疹、腮腺炎疫苗的效应，所以建议在注射破伤风免疫球蛋白3个月后方可注射上述活病毒疫苗。

肾上腺素，急救必备药

肾上腺素是由机体肾上腺髓质所释放的激素，当人体受到某些刺激时会分泌出该激素，导致呼吸加快，心跳与血液流动也会加快，瞳孔放大，从而为身体活动提供更多的能量，应激性变得更加敏锐。

肾上腺素是急救必备药物，那它是如何被发现的？有哪些应用？又有哪些注意事项呢？听笔者娓娓道来关于肾上腺素的"前世今生"！

▶ "励志"的发家史

1855年，伦敦盖伊医院的托马斯·艾迪生（Thomas Addison）医生发现了一种后来被命名为"艾迪生病"的疾病，该病是由于患者肾上腺受损所引起的。"无心插柳柳成荫"，研究人员对病例中发现的一些腺体成分产生了浓厚的兴趣。1859年，英国医生亨利·萨尔特（Henry Salter）报道，哮喘这一顽疾在突然的惊恐或剧烈的短暂兴奋状态下可以立即被控制，这可能是史上关于肾上腺素治疗效果的首次描述。

1894年，英国医生乔治·奥利弗（George Oliver）和生理学家爱德华·谢弗（Edward Schafer）发现，肾上腺髓质提取物对动物的心率和血压都会产生影响，且可能是通过刺激小动脉的收缩来加快心率和增高血压。1899年，美国的生物化学家和药理学家约翰·雅各布·阿贝尔（John Jacob Abel）在多年研究提纯这种激素提取物的有效成分，即肾上腺素的过程中达到了顶峰，并将其称为Epinephrin。但是，奥地利生理学家和生化学家奥托·冯·弗斯（Otto von Furth）和日本生化学家高峰让吉（Jokichi Takamine）对阿贝尔分离出来的肾上腺素提出了质疑，认为Epinephrin的纯度不够且没有活性，这让阿贝尔非常沮丧。之后，高峰让吉在1901年成功地分离出了"纯净、稳定、结晶状"的肾上腺素，并将其命名为Adrenalin。一开始，只有帕克·戴维斯公司（Parke-Davis & Company）的奥德里奇认同高峰让吉的研究结果，他比较了Adrenalin的物理和化学性质，并分离出了相同的分子。之后有更多的科学家开始认同高峰让吉，认为阿贝尔纯化的Epinephrin是没有活性的。但事实上，二人关于肾上腺素的争斗延续了二三十年，且愈演愈烈。

1927年，高峰让吉去世5年后（也就是专利之战失败25年后），阿贝尔声称高峰让吉生前曾经拜访了他，并修改了他提纯肾上腺素的方法。后来，人们发现了高峰让吉的一份研究笔记，文本通过日语和英语显示，在阿贝尔声称的高峰让吉到访之前，他就已经提纯到了肾上腺素。之后，阿贝尔提起诉讼，但最终还是高峰让吉胜诉了。由此，Adrenalin成为高峰让吉和Parke-Davis药厂的专利名称。

此后，英国和欧洲药典都使用Adrenalin，但美国药典仍然使用Epinephrin。阿贝尔声名显赫，他是美国第一个药理学系的首任主席，1905年《生物化学杂志》的两位创始人之一，也是1908年《美国药理学和实验疗法杂志》的创始人，其影响力在当时远远胜于高峰让吉。在很长一段时间里，美国科学家们更相信阿贝尔，而不是高峰让吉。尽管对于Adrenalin已有多次争论，但美国的教科书和科学家仍在使用Epinephrin。

辉煌的成果往往伴随着曲折的经历。随着提纯技术的发展，肾上腺提取物在小动脉收缩中的作用得到了完全证明，科学和医学研究人员自然而然地将他们的注意力转向了肾上腺素的临床治疗上。早在1900年，粗肾上腺素提取物就被用于哮喘和枯草热患者，并被测试认定可以缓解哮喘症状。杰西·布洛瓦（Jesse Bullowa）和大卫·卡普兰（David Kaplan）通过皮下注射纯肾上腺素成功地治疗了哮喘患者，使肾上腺素成为严重哮喘发作时的一种推荐缓解疗法。到了1904年，德国化学家弗里德里希·斯托兹（Friedrich Stolz）通过合成一种酮型肾上腺素（即肾上腺酮），制造出了第一种合成激素。第二年，弗里德里希将肾上腺酮转化为肾上腺素，使大规模生产肾上腺素成为可能。美国生理学家卡尔·威格斯（Carl Wiggers）更是在1905年就证明了合成肾上腺素对脑血管的收缩作用。

▶ 给药途径

1920年，布莱恩·梅兰德（Brian Melland）发表在《柳叶刀》（*The Lancet*）杂志上的一份报告支持皮下注射肾上腺素的方法，认为皮下注射肾上腺素是一种有效的治疗哮喘的方法，而当肾上腺素口服治疗时，则缺乏有效的治疗效果。其实早在1910年，当乔治·巴格（George Barger）和亨利·戴尔（Henri Dale）将肾上腺素作为气溶胶使用时，患者的哮喘症状就得到了改善。1913年，《哮喘及其根治方法》的作者詹姆斯·亚当（James Adam）指出，"从鼻黏膜、喉部或气管吸收药物"应被视为肾上腺素的替代途径。至此，肾上腺素对基础研究和医学应用的重要性，毋庸置疑。

▶ 适应证

目前认为，肾上腺素可用于支气管痉挛导致的严重呼吸困难（如支气管哮喘）；药物所引起的过敏性休克（如青霉素引起的过敏性休克）的抢救；延长浸润麻醉用药的作用时间；心脏停搏的抢救；荨麻疹、花粉症、血清反应等过敏反应；局部止血，如鼻黏膜、齿龈出血；

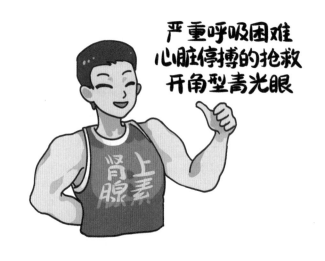

过度宫缩、心脏传导阻滞和颈动脉过敏所致的晕厥；对容量复苏无效的低血压或休克；开角型青光眼等。

▶ 注意事项

① 用1 mg/mL的肾上腺素注射液做心内或静脉内注射前必须稀释。② 由于肾上腺素可引起剧烈的血管收缩，从而导致组织坏死，因此不推荐动脉内注射。③ 对于洋地黄化的患者，由于可能增加肾上腺素对于心肌的敏感性，故滴眼时需要格外小心谨慎。④ 反复在同一部位注射肾上腺素可能会引起组织坏死，应注意更换注射部位。

⑤ 滴眼液应在缩瞳药用后至少5分钟后再用，以免引起额痛或头痛。⑥ 高血压、器质性心脏病、冠状动脉疾病、糖尿病、甲状腺功能亢进、洋地黄中毒、心源性哮喘等患者禁用。⑦ 肾上腺素的不良反应包括呼吸困难、心悸、面色苍白、出汗、恶心、呕吐、乏力、眩晕、头痛、震颤、焦虑等。⑧ 使用前需检查是否有变色（是否变为粉红色或棕色），是否有浑浊或颗粒，如果性状发生改变，请勿使用。

▶ 药物相互作用

① 单胺氧化酶抑制剂可以增加肾上腺素的升压作用，用药后的2周内禁用肾上腺素。② 与三环类抗抑郁药合用可增加心率加快和血压升高的发生概率。③ 与洋地黄类药物合用可诱发心律失常。④ 与氯丙嗪合用可引起严重的低血压。⑤ 与麦角胺、麦角新碱、缩宫素合用可加剧血管收缩，从而引起严重的高血压或周围组织缺血。⑥ 与β受体阻滞剂合用，可出现异常血压升高，心动过缓和支气管收缩等不良反应。⑦ 与利血平、胍乙啶合用，可引起高血压和心动过速。⑧ 与硝酸酯类药物合用，肾上腺素的升压作用会减弱，但硝酸酯类的抗心绞痛作用也会减弱。

▶ 预充式肾上腺素笔

目前，安瓿装的肾上腺素注射液在临床上比较常见，价格便宜。但使用起来较为繁琐，不利于临床抢救。预充式的肾上腺笔可将一定量的肾上腺素储存于自动注射器中，使用快捷，应急状态下患者甚至可以自己注射使用。

追根溯源，在20世纪70年代，美国生物化学工程师谢尔登·卡普兰（Sheldon Kaplan）发明了一种可以自行注射的装置并被军方所采用，装置里面灌注了神经毒气的解毒剂，目的是为了在化学战争的紧急情况下保护士兵。之后，卡普兰又设计了预装肾上腺素的注射器，使得人们在经过简短的培训后就可以自行注射，而且就算穿着衣裤也可以直接注射。到了1987年，预充式肾上腺素笔EpiPen在美国上市，目前已经是家喻户晓的治疗急性过敏的急救药物。不过该药非常昂贵，其价格从2008年的100美元上涨到2016年惊人的600美元，从而引发了民众的强烈抗议和集体诉讼，最终经过4年的漫长诉讼流程，直至2021年7月，辉瑞公司才同意支付超过3.45亿美元的赔偿来达成和解。

▶ 贮藏条件

中国药典规定肾上腺素注射剂的贮藏条件为遮光、减压密封，在阴凉处（不超过20℃）保存，因此肾上腺素（安瓿注射剂）都要求阴凉保存，避免温度超高。国外则规定为室温下贮藏，相对宽松。此外，肾上腺素对光敏感，应避免光照。不能冻结。

突发心绞痛，硝酸甘油、麝香保心丸和速效救心丸哪个强？

心绞痛是由于流向心肌的血液减少，导致供氧与需氧之间的不平衡而引起的胸部不适或胸痛，最常见的病因是冠状动脉疾病，或因劳累、焦虑或精神压力加大等因素而加剧，持续时间一般在30～60秒。

虽然心绞痛通常不会危及生命，但它是一个危险的警告信号，表明你可能有心脏病或发生卒中的风险。心绞痛的患者常会随身携带救命药：硝酸甘油，当心绞痛发作时，舌下含服该药可以很好地缓解症状。当然，对于我们这样一个中医药文化源远流长的国家，除了硝酸甘油外，很多人还会带着速效救心丸、麝香保心丸等。那么，突发心绞痛，首选硝酸甘油，还是速效救心丸呢？速效救心丸和麝香保心丸有什么差异呢？这些药物又该如何科学贮藏呢？

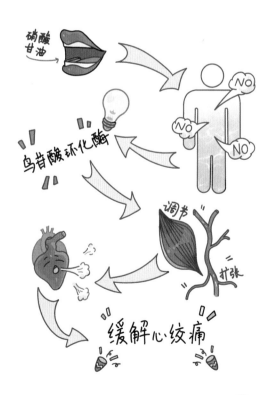

硝酸甘油

▶ 如何起效

作为炸药的重要组成成分之一，硝酸甘油用于治疗心绞痛的原理是什么呢？硝酸甘油在体内可被分解释放出一氧化氮（NO），进而激活鸟苷酸环化酶，调节平滑肌收缩状态，引发血管扩张，降低心脏的前后负荷和心肌的需氧量，缓解心绞痛。硝酸甘油还可以扩张冠状动脉，改善氧的输送，帮助减少冠状动脉血管痉挛。此外，它还能引起全身动脉压轻微下降，从而降低机体对于氧的需求。

硝酸甘油可用于治疗及预防冠心病、心绞痛，也可用于降低血压或治疗充血性心力衰竭。心绞痛患者应常备硝酸甘油用于发作时急用。此外，高危患者在进行可能诱发心绞痛的活动时，如激烈运动或急性排便前5～10分钟，也可预防性用药。确诊为冠心病的患者，也应常备硝酸甘油。

▶ 怎么服用

硝酸甘油片口服的生物利用度仅为8%，舌下含服的生物利用度则为80%，因此给药时应避免直接吞咽，采用舌下含服。硝酸甘油片含服后，2～3分钟起效，5分钟即达到最大效应。如果舌下含服5分钟后，症状还没有改善，则应再服1次。如果15分钟内总用药量达到3片，疼痛仍然持续，则应立即就医急救。

含服硝酸甘油片后可能导致严重的低血压，尤其是在站立的时候，因此应采取坐姿含药，以免头晕而跌倒。含服硝酸甘油片后的几分钟内，患者可能会感到头部发热或出现头痛，这意味着大脑血管扩张了。

▶ 不良反应

硝酸甘油的不良反应有头痛、面部潮红、心率加快、低血压等。

▶ 如何储存

硝酸甘油应保存于棕色的小玻璃瓶中，避光保存，瓶口塞有纸团或者棉絮，以免吸湿受潮而导致药物失效。目前临床上已有独立包装的硝酸甘油片，这更加有利于保证药效。硝酸甘油的贮藏温度为25℃，并要求保持干燥，因此患者随身携带时不宜贴身放置，置于箱包中更为稳妥。

硝酸甘油能保存多久呢？硝酸甘油开封后应3个月更换1次。国外则提出，硝酸甘油开瓶后8周就需要更换。可见，硝酸甘油片的有效期并不能完全按照包装瓶上的

36个月（36个月指的是未开封且规范贮藏的药品的有效期）来算，特别是在开封之后由于药物会发生挥发，如果在长期保存后再服用会导致药效急剧下降。

舌下含服硝酸甘油时会有烧灼、刺痛的感觉，毋庸惊慌，此点完全正常，如果没有这种感觉则反而意味着药物力能已经失效，应及时更换。

速效救心丸

▶ 如何起效

速效救心丸是《中华人民共和国药典》第一个纯中药的滴丸制剂，由我国著名的药学科学家章臣桂教授研发，1982年上市。速效救心丸的主要成分为川芎和冰片。川芎有活血行气、祛风止痛的功效，冰片具有开窍醒神、辛散止痛的功效。在心绞痛的急救上速效救心丸与硝酸甘油相比，具有疗效佳，不良反应小的特点，可用于气滞血瘀型冠心病、心绞痛。

▶ 怎么服用

心绞痛急性发作时，一般1次10～15丸，舌下含服。治疗期间，如果心绞痛持续发作，可以加用硝酸酯类药物。服用时最好也采用坐姿。

速效救心丸可以在心绞痛急性发作时急用，也可以用于冠心病、心绞痛的预防，推荐每次4～6粒，口服或舌下含服，4周为1个疗程。因为药物中含有冰片，可能引起胃肠道不适，饭后30分钟服用为宜。

▶ 不良反应

速效救心丸的主要不良反应是头痛、头晕和面部潮红，但这些症状都较为轻微，会慢慢自行消退。

▶ 如何储存

于不超过20℃的阴凉干燥处贮藏速效救心丸。如果发现药物变软、变黏、变色，应当及时更换以免影响药效。

麝香保心丸

麝香保心丸与速效救心丸有着异曲同工之妙，但又各有特点。速效救心丸急救属性较强，通过舌下含服，舌下静脉吸收，迅速避过肝脏的首过效应，迅速产生疗效，但维持时间比较短，一般仅有半小时左右。由于药物作用时间短，所以不建议作为常规药物来服用。

麝香保心丸的主要成分是人工麝香、人参提取物、苏合香和冰片等，有芳香温通、益气强心的功效，一般为口服，适用于冠心病时间比较长，症状除了胸闷、气短、心前区疼痛，还伴随乏力的患者。事实上，此类药物多会损伤气血，长期服用会导致头晕、乏力或出现贫血，而麝香保心丸因为配伍有人参，可以大补元气，所以不易引发身体不适等症状。因此麝香保心丸不仅仅能用于急救，还可以长期服用。

综上所述，硝酸甘油片是治疗心绞痛急性发作的首选药物，确诊为冠心病的患者应该常备。硝酸甘油并非适合所有人群，对于硝酸酯类过敏的患者，应禁用。硝酸甘油不能用于有严重低血压、低血容量、明显贫血、梗阻引起的心力衰竭（包括缩窄性心包炎）、头部外伤或脑出血引起的颅内压升高的患者。正在服用磷酸二酯酶-5（PDE-5）抑制剂（如西地那非、他达拉非、伐地那非）的患者也应禁用硝酸甘油，因为这些药物可以增强硝酸甘油的降压效果，导致患者出现严重的低血压。此外，虽然有人认为硝酸甘油可能会增高闭角型青光眼患者的眼压，应该避免用药，但目前尚没有明确的循证医学证据。

针对全国11个省、市、自治区，诊断为冠心病、心绞痛的门诊或住院患者的横断面调查显示，应用速效制剂的患者中，服用速效救心丸的患者约44.94%，硝酸甘油的约44.52%，也就是说二者的应用均很广，难分伯仲。系统评价速效救心丸对比硝酸甘油治疗心绞痛急性发作的疗效和安全性，结果表明舌下含服速效救心丸或硝酸甘油片治疗心绞痛急性发作，两者的疗效相似，均可以取得显著的治疗效果，但速效救心丸在减少不良反应方面优势明显，安全性相对更好。有meta分析表明，对于冠心病患者，速效救心丸相较于硝酸甘油，可以更好地改善患者的心电图指标和血脂水平。对于冠心病高危人群和有过类似心绞痛症状的但尚未确诊为冠心病的患者，建议可以常备速效救心丸。

对于身边没有硝酸甘油的，存在硝酸甘油禁忌证的患者，可以考虑使用速效救心丸。事实上，速效救心丸也并非适合所有人，寒凝血瘀、阴虚血瘀、胸痹心痛者就不宜单用，伴有中重度心力衰竭的心肌缺血者慎用。在治疗时，如果心绞痛持续发作，还是应该加用硝酸酯类药物。

服用心血管药物，牢记最佳服用时间点

药物是人们预防、诊断、治疗疾病的利器，应本着安全、有效、经济，即合理的原则使用。一般情况下，人体的体内环境、身体功能，如激素的分泌水平、血压的高低、体温的变化等，在日常生活中会出现时间节律性。此外，某些疾病的发病时间也存在着一定的规律性，如哮喘经常在夜间或凌晨发病或加重，心绞痛的发作则多在上午。人体功能的改变与疾病发生的节律性，会对药物的药效产生显著的影响，换言之，同一种药物，同一厂家，同一剂量，同一规格，同一批号，在同一天中的不同时间点服用，疗效与毒性可能会有很大不同。因此，根据时辰药理学的特点在适当的时间点用药，对于发挥药效、降低毒性有着重要的意义。

心血管疾病是一种循环系统性疾病，包括心脏病、高血压、高血脂、卒中等，发病率高、致残率高、死亡率亦高，是导致人类死亡的主要原因之一。因此，合理使用药物，尤其是在正确的时间点使用药物，对于患者的疾病治疗或预防不良事件的发生都是非常重要的。

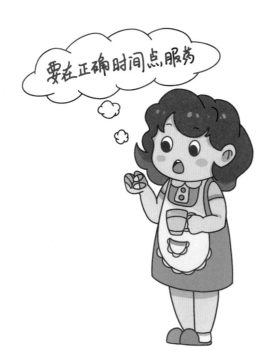

要在正确时间点服药

▶ **冠心病药物的服用时间点**

冠心病包括无症状性心肌缺血、

心绞痛、心肌梗死、缺血性心力衰竭、猝死5种，经常在晨醒后的4～6小时内发生，每天上午的6～12点发病率最高。此时，人体内的冠状动脉处于缺血状态，儿茶酚胺水平较高、血流阻力加大、血压上升，心肌耗氧量增大，心肌缺血严重，且此时段的血液黏度也较高，易形成血栓，因此，在晨醒后给予硝酸酯类（硝酸甘油、硝酸异山梨酯、单硝酸异山梨酯等）、钙拮抗剂（硝苯地平、非洛地平、氨氯地平、维拉帕米等）、β受体阻滞剂（普萘洛尔、美托洛尔、阿替洛尔等）等均可以有效地预防冠心病的发生。对于每天服用1次的药物，宜在早晨醒后服用；每天2次的药物，宜在晨醒后及下午3点左右服用；每天3次的药物，应在晨起、中午及傍晚服用。

抗心绞痛的钙离子拮抗剂维拉帕米一般用量为80～120 mg，每日3次，或缓释剂180 mg，每日1次，临睡前服用。对于此药过敏，心源性休克，低血压，妊娠早、中期妇女，急性心肌梗死伴心动过缓者等禁用。

β受体阻滞剂普萘洛尔，起始剂量5～10 mg，每日3～4次服用，可逐渐增加至每日200 mg，分次服用。对于药物过敏患者、哮喘患者、心源性休克患者、窦性心动过缓患者应禁用。

口服阿司匹林对于心肌梗死的发生有着较好的预防作用，用量为75～100 mg，每日1次，相对固定一个时间点服用即可。有部分专家认为人体晚间血液黏度高，凌晨2点至上午10点间血小板最为活跃，因而心血管疾病多发生在凌晨或上午，所以晚上吃阿司匹林更为有效。当然也有人主张在晨起时服用，具体服药时间点临床上并没有统一，但阿司匹林的肠溶制剂空腹服用时，吸收效果最佳。对本药过敏、活动性消化溃疡患者、妊娠期妇女、哺乳期妇女、3个月以下儿童、使用其他非甾体抗炎药出现哮喘的患者应禁用。

充血性心力衰竭、心房颤动、心房扑动、阵发性室上性心动过速的患者，可以考虑使用强心苷类药物地高辛。此药为"高警示药物"，治疗窗较窄，治疗剂量与中毒剂量较为接近，个体差异大，用药剂量稍有不当极易引发中毒。另外，心力衰竭的患者，在凌晨4点左右对地高辛的敏感性最高，此时如按常规剂量给药，则极易发生中毒反应。此外，空腹服用地高辛的血药浓度比饭后服用时高的多，一般应在饭后半小时服用。快速洋地黄化时，可6～8小时给药0.25 mg，每日0.75～1.25 mg；缓慢洋地黄化，则为0.125～0.5 mg，每日1次，7天为1个疗程，且常用0.125～0.5 mg作为维持剂量，每日1次。洋地黄过敏、室性心动过速、梗阻性肥厚型心肌病等患者应禁用。

▶ 高血压药物的服用时间点

人体的血压变化起伏不定，亚洲人群通常会呈现出血压"双峰一谷"的现象，即在早上9～11点，下午16～18点，血压较高，次日凌晨2～3点则又为最低，称之为"杓型高血压"。高血压患者，血压升高时可出现头晕、头痛等不适，血压低时则又可能发生脑动脉供血不足，应根据血压的波动规律来确定正确的服药时间点。

降压药物主要有利尿剂、β受体阻滞剂、钙拮抗剂、ACEI（卡托普利、贝那普利、培哚普利等）、ARB类（氯沙坦、缬沙坦、厄贝沙坦等）等药物。"联合给药、错峰服药、平稳降压、定期监测"是控制血压的16字箴言。一般可在上午7点和下午2点2次给予作用机制不同的药物，每日1次的控、缓释制剂则宜在上午7点钟服用，切忌不能在临睡前或夜间给药，因为那时血压最低。当然，临床上有很多"非杓型"或"反杓型"高血压的患者，在确定服药时间之前，应该先做个24小时动态血压监测，以选择正确的降压药物及正确的服药时间点，而有时后者显得尤为重要。

▶ 降脂药物的服用时间点

降血脂药物以他汀类药物较为常用，羟甲基戊二酰辅酶A（HMG–CoA）还原酶抑制剂是通过减少胆固醇的合成，来降低心血管不良事件的发生率及冠心病的发病率与死亡率，稳定动脉粥样硬化斑块，甚至逆转动脉粥样硬化，并使之消退。由于肝脏合成胆固醇的高峰期多在夜间，故某些他汀类药物晚上或睡前给药比白天给药更为有效，常见的有普伐他汀、辛伐他汀、洛伐他汀等。而瑞舒伐他汀、阿托伐他汀则不受食物的影响，也不受服药时间点的影响，相对固定一个时间点服用即可。他汀类药物一般为每日1次给药，剂量与药物的品种有关，活动性肝病患者、妊娠和哺乳期妇女等患者禁用。

心血管疾病患患者群大，且大多需要长期用药，乃至终身用药来进行治疗或预防干预疾病的发生，故合理的使用药物对于患者而言极具意义。何时用药最为适宜？如何用药才最为安全？如何才能真正用好药？如何提高药效、降低不良事件的发生？真真实实是值得医患双方共同关注的永久话题。

用药晚一步，药效靠不住

　　用药的适宜时间点是非常重要的，但往往会被忽视，事实上为了预防某些可能出现的疾病症状或达到某些预期的临床效果，有些药物需要提前服用，有备无患！这就如同打仗，若"临阵"才子弹"上膛"或敌人出现了才"出征"，可能会错失杀敌的"良机"。临床上，如用药迟误，药效往往不能充分地发挥，控制及治愈疾病就无从谈起。细数一下，主要需要提前服用的药物有晕车药、胃动力药、缓解偏头痛的药物、改善勃起功能障碍的药物、强效镇痛药物等。

　　晕车药对于容易晕车的人而言，可谓是"救命稻草"，但很多人会在出现了晕车症状后才去服用药物。事实上这样用药已经晚了，难以有效地缓解晕车的症状。晕车药一般分为短效制剂和长效制剂，只有在出发前给药，车子开动后才能达到有效的血药浓度，防止晕车症状的出现。短效晕车药如茶苯海明一般在出发前0.5～1个小时服用，可以每间隔4小时服用1次，每日最多服用4～6次。而长效晕车药如晕车贴，一般需在出发前2～4小时贴于耳垂根部的后凹处，药效可以持续72小时之久。

　　对于胃动力不足所引起的消化不良，可选用增加胃动力的药物如多潘立酮、依托必利、甲氧氯普胺、莫沙必利等来改善症状。那么是否当腹中无食、无消化不良症状时就不需要用药，而仅仅是在饭后服用药物来消除腹胀等情况呢？实际上，饭后服用胃动力药物，会导致药物吸收减慢，无法快速地达到有效血药浓度而发挥药效，还可能会引发饥饿感，继续进食则会进一步加重病情，故胃动力药物一般需要在饭前15～30分钟服用。而单纯的消化不良，可以在饭后服用健胃消食片、复方消化酶胶囊、复方阿嗪米特肠溶片等药物来加以缓解。

　　偏头疼是一种常见疾病，患病率高达5%～10%，持续性的疼痛困扰着很多患者。偏头疼急性发作时，可以通过非特异性药物如非甾体抗炎药或阿片类药物进行治疗，也可以使用特异性药物如麦角类制剂或曲普坦类药物来进行治疗。然而有些患者担心用药可能产生依赖性，会抵触用药或者一直忍到忍受不了才考虑用药。实际上，在偏头疼的治疗上，早期服用药物的疗效是最佳的，若等到头痛达到高峰甚至出现恶心、呕吐等症状后再服药物则效果往往很差。因为有相关研究表明当头痛发作时，痛感从脑膜血管传入脑干的过程约需40分钟。疼痛一旦传至脑干，药物的止痛效果就会很差，等疼痛自行缓解可能是没有办法的办法了。因此，主张在

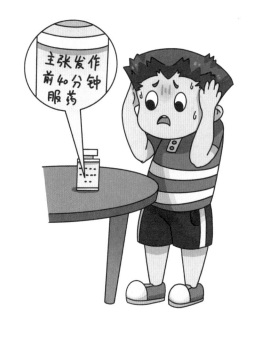

偏头疼发作前40分钟用药，若错过最佳服药时机，疼痛可能就会持续较长的时间。此外，该病若不及时的进行药物干预，可能会对心脑血管产生一定的危害，甚至导致卒中、脑出血等严重后果。若偏头疼较为严重，服用非特异性药物不能缓解时，可尝试麦角胺咖啡因或曲坦类药物来进行治疗。

对于勃起功能障碍且无心脏疾病的患者来说，西地那非（昔多芬，伟哥）是较为常用的药物。但行房时，临时服用西地那非并不能立刻发挥药效，该药服用后需要1小时左右才能达到最高血药浓度，此时勃起状况最好。因此，西地那非需提前0.5～1小时用药，以求达到最佳的临床效果。

目前，肿瘤等恶性疾病高发，据不完全统计每分钟就有6人被确诊为癌症，而每6秒钟就有1名癌症患者死亡。当晚期癌症患者面临剧痛时，阿片类药物可能是不得已的选择，如硫酸吗啡控释片（美斯康定）、盐酸羟考酮缓释片（奥斯康定）等。根据世界卫生组织（WHO）的止痛"三阶梯"指导原则，此类药物应该"按时给药"，而并非"按需给药"，即并不是等到疼痛出现时才去吃药，而是根据医嘱严格按照时间点来服药，哪怕是疼痛还未出现的时候，此点在临床上已经形成了共识。

何时服药，并不简单的是饭前、饭后或就餐时就能一言概之的。很多药物往往需要提前服用才能获得最佳的临床效果，"用药晚一步，药效差一大步"的悲剧很多，不应该被忽视。合理用药、安全用药是临床永恒的主题，更是医患之间共同追求的目标，在该点上药师们任重而道远。

切中「药」害

——药物的剂量与疗程

"让人欢喜让人忧"的叶酸

补充维生素，要"刚刚好"，"多多益善"不可取

疾病不同，停药有别

抗菌药物的"滥用""拒用"和"少用"，危害多多

中成药中的"混血儿"

……

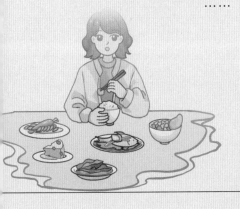

补充维生素，要"刚刚好"，
"多多益善"不可取

维生素是维持人体正常代谢及生理功能所需的重要营养物质。当人体缺乏维生素时会罹患一些疾病，例如坏血病、脚气病、佝偻病等。为了防止维生素缺乏，很多人会购买含有维生素的保健品或药品来自行服用。事实上，绝大部分人每日需要的维生素量较少，通过均衡的膳食摄入就已经足够了，并不需要额外补充，过量补充反而可能会诱发毒性反应。

　　临床上常见的维生素有维生素 A、维生素 D、维生素 E、维生素 K、B 族维生素以及维生素 C。按维生素的溶解性，可分为脂溶性维生素与水溶性维生素，其中脂溶性维生素主要为维生素 A、维生素 D、维生素 E、维生素 K，而水溶性维生素则为 B 族维生素（维生素 B_1、维生素 B_2、维生素 B_6、叶酸、维生素 B_{12} 等）和维生素 C。

　　维生素对于人体的正常生理功能十分重要，例如维生素 A，被称为视黄醇，具有帮助免疫系统正常工作的重要作用。此外，还能在昏暗的光线下改善视力。维生素 D 则是负责体内钙和磷的调节和分配，通过促进成骨细胞和破骨细胞的产生在骨骼系统的新陈代谢中发挥重要作用。维生素 E 被认为是一种抗氧化剂，具有保护细胞免受体内自由基损伤的能力，其抗炎的特性还可能有助于预防动脉粥样硬化。维生素 K 则是人体凝血所需的一组维生素，有助于伤口的愈合。

　　事实上，人体对于维生素的日需求量较低，例如成人对于维生素 A 每日需求量为 700 ～ 900 μg；1 岁以下的婴儿每天需要 8.5 ～ 10 μg 的维生素 D，1 岁以上的儿童和成人每天需要 10 μg 的维生素 D；成人每日需维生素 E 为 15 mg；每日需维生素 K 为 80 μg；每日需叶酸为 400 μg；每日需维生素 C 为 100 mg。

虽然人体对于维生素的需求量不大，但一旦缺乏，人体的生理功能就会受到相应影响，甚至出现疾病。例如，缺乏维生素 A 可导致干眼症和夜盲症；缺乏维生素 D 会干扰骨骼的矿化，导致佝偻病、骨质疏松和骨软化症；缺乏维生素 K 时，可能会导致出血；孕妇缺乏叶酸可导致新生儿神经管畸形等。

虽然维生素对于人体至关重要，但并非多多益善，没有必要过度摄入。实际上，维生素摄入过量，反而会对人体造成一定的伤害，尤其是脂溶性维生素，可能会在体内造成蓄积。例如，常年每日摄入超过 1500 μg 的维生素 A 时，老年人更加容易发生骨折；长期大量补充维生素 D，可导致高钙血症、肾损伤等，因而 1 岁以下婴儿，每日维生素 D 摄入不宜超过 25 μg；1 ～ 10 岁，每日不超过 50 μg；11 岁以上，每日不超过 100 μg。还有，在疫情期间"大放异彩"的维生素 C，如果大剂量（如长期每日服用 2 片以上的维生素 C 泡腾片，即每天 >2 000 mg）摄入，会出现头痛、腹泻等情况，甚至导致结石，影响肾功能等。

其实食物中富含维生素，均衡膳食才是有效摄入维生素的"王道"。例如，维生素 A 可来源于动物肝脏、奶酪、鸡蛋、鱼肝油、黄油等。β 胡萝卜素可被转化为维生素 A，因此，人们还可以通过食用菠菜、胡萝卜、红薯、芒果、木瓜和杏等蔬菜水果来获取。维生素 D 通常被称为阳光维生素，当人们暴露在阳光下时，皮肤可以合成维生素 D，也就是说多作户外运动，多晒太阳有利于促进合成维生素 D。维生素 D 还存在于奶制品、鸡蛋、鱼等食物中。维生素 K 也可以通过食物获取，如绿叶蔬菜、植物油、动物肝脏、鱼、鸡蛋等食物。也就是说，正常人通过均衡膳食，即可摄入足量的维生素，不需额外补充。蔬菜水果等所含有的叶绿素、类胡萝卜素、花青素、香豆素等还会赋予果蔬丰富多彩的颜色，并具有抗炎、抗氧化的作用。果蔬中的有机酸还有利于食物的消化，对维生素 C 的稳定性也具有一定的保护作用。蔬菜水果中所含有的膳食纤维还可以减缓消化速度，带来饱腹感，从而减少其他食物的摄入。从某种意义而言，这种间接的"减肥"功效是维生素类保健品或者药品所不能比拟的。

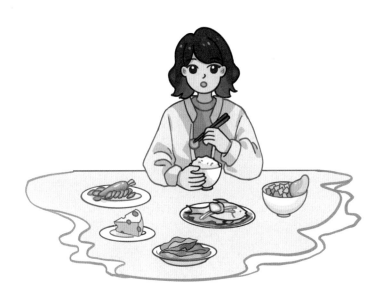

　　一般而言，只有维生素缺乏并出现了相应症状的患者，才需通过服用药物来补充维生素。例如佝偻病、骨软化疾病的患者，每日需要补充 50 μg 的维生素 D。此外，高危人群也需要适当补充维生素。维生素 D 摄入量不足（即日照时间很少）的高危人群、婴儿和 1～4 岁的儿童都应该每天服用维生素 D 补充剂，10 μg 维生素 D 的日补充量较为恰当。

　　维生素在通过药物补充时，所需剂量往往要明显高于正常情况下每日的膳食摄取量，但在维生素缺乏状态获得纠正后，还是应该以膳食补充为主，以避免长期大剂量补充维生素所产生的危害。当自行购买保健品或药物时，需要关注维生素的成分，以免同时服用几种成分类似的保健品，因重复用药而导致摄取过量。此外，保健品及药品的剂量也需要注格外注意，应根据实际需要选择合适的药物剂量，合理服用，安全为上。

"让人欢喜让人忧"的经典药物：叶酸

叶酸又名维生素B₉，或者蝶酰谷氨酸，属于抗贫血因子，于1941年由美国科学家米切尔（H. K. Mitchell）从菠菜叶中提取纯化得来。叶酸是人体细胞生长与繁殖所必需的水溶性维生素，被用于预防和治疗低叶酸血症（即叶酸缺乏）及其并发症，也可用于预防新生儿出生缺陷及降低成人心脑血管疾病的发病风险，还可以帮助减少甲氨蝶呤等高警示药物的不良反应。

部分高血压患者为了降低发生脑卒中的风险，会长期大剂量地服用叶酸，这样做是否会因为叶酸摄入过多干扰DNA代谢而诱发血液病呢？到底哪些人群适合补充叶酸呢？常规摄入多少剂量的叶酸才较为合适呢？

富含天然叶酸的食物包括绿叶蔬菜（如菠菜、西兰花和生菜等）、秋葵、芦笋、新鲜水果（如香蕉、瓜类、橙子和柠檬等）、豆类、酵母、蘑菇、肉类、动物内脏（如牛肝和牛肾）和番茄汁等。正常人每日可从均衡的膳食中获得足量的叶酸，目前成人推荐每日的叶酸摄入量为0.4 mg。

谨记，叶酸并不等同于维生素，事实上即使是维生素也绝不是多多益善的，"有病治病，多则预防"的说法实属无稽之谈，维生素如此，叶酸亦然。正常人群每日可耐受的最高叶酸摄入量为1 mg，如果长期大量地补充叶酸，可能会产生危害进而影响身体健康。科学的做法是：高危人群、特殊人群以及需要预防和控制某些疾病的患者，应根据其基础水平、营养状况、疾病情况、生理状态等诸多因素因人而异地进行个性化补充，即"个体化"给药。以下介绍叶酸在6大人群中的个体化治疗"宝典"。

▶ 孕产妇

作为备孕妇女及孕妇的营养补充剂，叶酸可显著降低新生儿罹患神经管缺陷（NTDs）的可能性。目前临床共识，围受孕期叶酸缺乏可显著增加NTDs的风险，建议女性在备孕期（一般指怀孕前3个月）和孕期的前12周每日补充叶酸，在多摄入富含叶酸的绿叶蔬菜和新鲜水果的基础上，每日再补充0.4～0.8 mg。对于产妇而言，世界卫生组织（WHO）推荐补充叶酸至产后3个月，增补量为每天0.4 mg。

此外，如果存在相关高危因素，则需要额外大剂量补充叶酸，例如有NTDs生育史的妇女，在孕前1个月或妊娠的前3个月，需要每日补充叶酸4 mg（国内因药品剂型剂量的原因，可以每日补充5 mg）。

▶ Hcy血症

叶酸缺乏还可能导致高同型半胱氨酸（Hcy）血症，临床上将Hcy水平>13 μmol/L作为叶酸缺乏的非特异性指标。Hcy水平升高是心血管疾病的危险因素，虽然目前以补充叶酸来预防心血管疾病并不是临床共识，但可以确定对于伴有高Hcy血症的高血压患者，为了降低首次脑卒中的发生风险，采用叶酸或含有叶酸成分的复方制剂来预防还是积极有效的，一般主张每日服用0.8 mg或联合服用维生素B_{12}。有荟萃分析

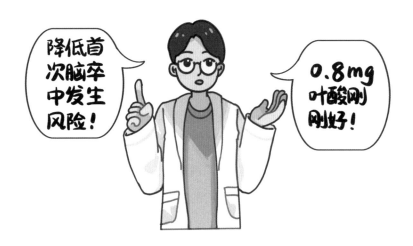

表明，每日服用0.8 mg叶酸的患者，脑卒中发生率显著降低，但超过0.8 mg时，脑卒中发生率却无明显下降，也就是说0.8 mg的剂量"刚刚好"，无需大剂量服用。

▶ 慢性肾病

大约85%的严重肾病患者都会出现同型半胱氨酸水平升高的情况，可以考虑给叶酸水平偏低或叶酸缺乏且伴有高血压的慢性肾病（CKD）患者每日补充叶酸0.8 mg，这样做对于延缓慢性肾病的进展是有益的。此外，补充叶酸可以作为重组人红细胞生成素（rhEPO）治疗肾性贫血的辅助手段，当存在叶酸缺乏且血红蛋白对rhEPO反应不佳时，补充叶酸是有益的。

▶ 认知障碍

同型半胱氨酸水平升高也是阿尔茨海默病的独立危险因素，对于合并叶酸缺乏的认知障碍患者，可每日补充0.8 mg叶酸，若不存在叶酸缺乏，则不推荐长期持续地服用叶酸。事实上，叶酸缺乏者更容易患上抑郁症，且对于抗抑郁药物治疗的效果也很差。对于抑郁症患者，在应用抗抑郁药物治疗的基础上，每天补充0.5 ～ 2.5 mg的叶酸，可以提高治疗效果。

▶ 风湿免疫病

对于服用小剂量甲氨蝶呤治疗风湿免疫病的患者，建议每周补充5 ～ 10 mg的叶酸，有助于降低甲氨蝶呤引起的不良反应，如肝损伤、胃肠道反应等，且叶酸的服用时间通常和甲氨蝶呤的服用时间一样长。有研究表明，每周补充10 mg和30 mg的叶酸，在减少甲氨蝶呤引起的不良反应方面并无统计学差异。

▶ 贫血

治疗贫血，成人和1岁以上儿童的常用剂量为5 mg，每天服用1次，一般需要服用4个月。但如果叶酸缺乏症是由一个长期的病因所引起的，则可能要服用更长的时间，甚至是终身。

诚如前述，摄入叶酸的量因人、因病而异，绝非多多益善。事实上，当叶酸摄入超量时，可能会掩盖恶性贫血，使得神经系统的并发症发生和发展。也就是说，对于恶性贫血和维生素B_{12}缺乏的巨幼红细胞性贫血，单独使用叶酸是不恰当的。此外，叶酸还可能影响老年性视力丧失、苯妥英钠等药物引起的牙龈问题、白癜风、骨质疏松等疾病的治疗。叶酸的最低可见有害剂量为每日5 mg，这一数据主要是依据一些病例报告和小型观察研究来设立，推荐的每日可耐受的最高摄入量为1 mg，主要是为了避免维生素B_{12}缺乏者因大量摄入叶酸而导致诊断延迟。

综上所述，在正常剂量、正常疗程、规范服用的情况下，对于大多数人来说，叶酸是安全的，当使用剂量每天低于1 mg时，大多数成年人不会出现明显的不良反应，诸如"叶酸干扰DNA代谢而诱发血液病"的担忧实为杞人忧天。但补充叶酸绝非多多益善，矫枉过正地长时间大剂量摄入并不可取。

在补充叶酸时，还需要注意叶酸与其他药物的相互作用、药品的规格、服用的剂量以及服用的次数。在药物联用方面，注意：① 如服用含铝或镁的抗酸剂前、后2小时内不要服用叶酸，因为这些药物可能会阻止叶酸的正常吸收。② 大剂量叶酸可拮抗苯巴比妥、苯妥英钠和扑米酮的抗癫痫作用，从而导致敏感患者癫痫的发作次数增加。③ 大剂量的叶酸还可影响微量元素锌的吸收。④ 甲氨蝶呤与叶酸一起服用，可能会降低甲氨蝶呤的疗效。

在叶酸的服用上，需要注意规格与剂量：① 备孕期或孕早期妇女使用的叶酸为0.4 mg，可以日常规范服用一些集合了维生素、叶酸和微量元素的复合制剂。② 伴有高Hcy血症的高血压患者预防脑卒中每日仅需补充叶酸0.8 mg。③ 治疗贫血用的叶酸为5 mg规格。④ 叶酸可与食物同服，也可单独服用。⑤ 通常情况下，叶酸为每日服用，但用于减少甲氨蝶呤引起的不良反应时，成人和儿童的常规剂量为每周1次，每次5 mg，且根据《甲氨蝶呤在风湿免疫性疾病中的应用专家共识》中推荐，一般应在服用甲氨蝶呤24小时以后再外源性补充叶酸。

疾病不同，停药有别

　　人吃五谷杂粮，生病是很正常的事情，人人都有看病、吃药、打针的经历。疾病种类各不相同，有急性发作的，也有慢性迁延的。对于患者的健康而言，药物的合理、安全使用至关重要。"是药三分毒"，药物的实质属性就是"以偏克偏"，因而往往存在着一定的不良反应。当然患者的用药时间长短也是不尽相同的，那么，一旦药物起效，疾病痊愈，何时减量、何时停药，则将会成为合理用药和安全用药的关键因素。

　　对于慢性病患者，如高血压、糖尿病、高血脂等，需要长期服用药物来控制病情。一般而言，慢病患者需要长期给药，切忌私降药物或擅自停药。即使经过较长时间，如1～2年，疾病控制较好乃至实验室检验值均在正常值范围之内，可以在药师或医生地指导下逐渐减量，也必须循序渐进，经历较长的周期，而且临床上并不主张完全停药。若突然停药，人体将完全处于"无保护"状态，故以较小的药物剂量加以维持是比较可行的方法，可避免血压、血糖、血脂出现"一过性"反弹，即"报复性反弹"，从而危及患者。

　　对于对症施治的药物，如退热药、止吐药、止泻药等，一般而言症状消失，就应该停药。值得提醒的是，这类药物可以缓解症状，但却没有从根本上解决引起疾病的病因。而一些药物，如对乙酰氨基酚、布洛芬等还存在着引起肝损伤等严重不良反应的可能，所以若症状消失，及时停药非常关键。

　　还有些疾病，病情较为

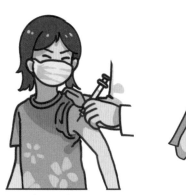

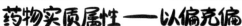

药物实质属性——以偏克偏

复杂且容易复发，如胃及十二指肠溃疡、结核病、类风湿关节炎等。对于此类疾病，往往在显效后不可以立即停药，需要继续用药，以巩固疗效，以求彻底治愈疾病而不复发。胃溃疡治疗显效后竟然有高达80%的复发率，其中未坚持继续服用药物以巩固疗效是导致复发的一个重要的因素。而抗菌药物则应当至少用至体温恢复正常、症状消退后72小时时，应用"贯序治疗"以求维持稳定的血药浓度，"宜将剩勇追穷寇"，特殊情况还应当相应延长用药时间。

若口服长效避孕药、心血管药物、肾上腺糖皮质激素、抗癫痫药物、镇静催眠药、抗抑郁药等，在达到治疗目的时，不宜立即停药，应当在医生和药师地指导下缓慢地减量，直至完全停药。突然停用药物，可能会导致病情的反跳而产生危险。药物的停用应当采取逐渐递减的方法，不同的药物所需的时间、剂量的调整并不相同，如抗心绞痛药物一般停药至少需要3天，有时甚至需要维持2周左右的时间。抗癫痫药物则需要在病情控制后，耗时1～1.5年才能停掉。

补药是指用来滋补身体的药物，如维生素类、氨基酸、微量元素、补血药物、补益中药等。虚证患者可以服用补药来进行补益，一般虚证可以分为气虚、阴虚、血虚、阳虚，主要为老年人、产后妇女、术后及大病初愈者。但对于身体健康的人群而言，则不建议随便地服用补药。服用补药后如出现失眠、头痛、上火等症状或服用补药后虚证明显改善者，应当停用补药，以免矫枉过正、过犹不及，反而影响人体健康。

疾病不同，患者所用的药物及治疗的时间存在差异。诚如前述，一般而言，慢性疾病虽然得以控制，但仍需长期坚持服药；对症施治的药物在症状消失后，则需立即停药；易复发的疾病在服用药物治疗后，不可以立即停药，需要逐渐减少剂量，以免病情发生反复，遗留后患；对于服用补药的人群，若出现不良反应或虚症得以改善，则应停止服用药物。牢记：疾病不同，停药有别！

抗菌药物的"滥用""拒用"和"少用",同样危害多多

　　抗菌药物,一般是指具有杀菌或抑菌活性的药物,由细菌、放线菌、真菌等微生物培养而得到的某些产物,或由化学半合成、全合成而制得的相同或类似的物质,抗病毒药物不属于抗菌药物。1928年英国人弗莱明在试验中偶然发现了青霉素,这是人类医学史,甚至科学史上非常重要的事件,一度让人们认为从此可以彻底战胜各种感染性疾病。但目前大家均已明确了抗菌药物的"双刃剑"作用,用得好是治病的"良药",用得不好是致病的"毒药"。

　　在我国,老百姓把抗菌药物称作"消炎药",但实际上,"消炎药"是指一种让身体解除警报,让免疫系统减少或停止攻击的药物,例如阿司匹林、对乙酰氨基酚、泼尼松等非甾体抗炎药或糖皮质激素,而并非抗菌药物。曾经抗菌药物被随意大肆滥用,小到"感冒发热",大到各种复合菌的多重感染,都会使用抗菌药物。国家针对此种情况,近几年来一直进行抗菌药物的严格管控,出台了一系列的法律法规,对医疗机构的使用进行监管。大众层面,国家更是加大了对于抗菌药物滥用的宣传教育、科学普及,使民众意识到了合理使用抗菌药物的重要性。

　　目前大多数老百姓已经知道一些无细菌感染指征的疾病,例如感冒、头痛、发热等不应使用抗菌药物,也明确了大多数抗菌药物需在医生、药师地指导下使用,在家里囤积抗菌药物的现象也正在逐步地下降。然而,另一个"极端"情况又出现了,有些人认为既然抗菌药物是"毒药",在需要使用抗菌药物的疾病出现时也会拒用,或者减少剂量、缩短疗程使用。拒用、少用、疾病还未痊愈就停用,达不到治疗疾病的目的,却可能会导致类似于"二重感染"的情况出现,甚至诱发细菌耐药性。相对于"滥用","拒用""少用"抗菌药物同样危害多多,是一种矫枉过正的做法。那么,抗

菌药物究竟应该如何安全、合理、有效、经济地使用呢?

▶ 哪些疾病必须使用抗菌药物

抗菌药物主要是用于各种细菌、支原体、衣原体、螺旋体、真菌等感染性疾病的治疗,非上述感染原则上是不适宜用抗菌药物的。抗菌药物对各种病毒性感染(典型的如流行性感冒或水痘)无效,病毒性疾病不宜选用抗菌药物。

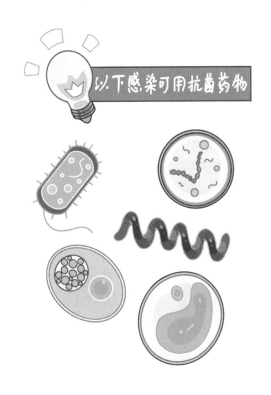

以下感染可用抗菌药物

除此之外,抗菌药物还可以用于手术后感染的预防,尽管临床上有些手术是不主张用抗菌药物来预防感染的。有些患者在手术后对医生开具抗菌药物并不理解,其实感染是最常见的手术后并发症之一,因此对于一些可能引起感染的手术,尤其是开放性手术,术后有应用抗菌药物预防感染的指针。例如胃肠道(从口咽部开始)、呼吸道、女性生殖道的手术和心脏人工瓣膜置换术、人工关节置换术等,以及开颅手术、心脏和大血管手术、眼内手术等。

▶ 抗菌药物常规使用疗程是多久

抗菌药物的使用疗程因感染程度的不同而异,一般适宜用至体温恢复正常、炎性症状消退后的72～96小时。但是,败血症、感染性心内膜炎、化脓性脑膜炎、伤寒、布鲁氏菌病、骨髓炎、溶血性链球菌咽炎、扁桃体炎、深部真菌病、结核病等重症感染需要更长的用药疗程,以求彻底治愈,并防止复发。

以常见的肺炎为例,对于普通细菌如肺炎链球菌所引发的感染,应用抗菌药物到退热之后的72小时即可;对于金黄色葡萄球菌、铜绿假单胞菌、克雷伯菌或厌氧菌等容易导致肺组织坏死的致病菌所致的感染，一般抗菌药物的疗程要达到2周左右；对于非典型性病原体，如肺炎支原体、衣原体所引发的感染，用药疗程通常为10～14天；治疗军团菌引发的感染，疗程通常为10～21天。其实在疾病的治疗上，前几天使用抗菌药物的主要目的是为了缓解症状，而后几天则是为了彻底杀灭病原菌，防止死灰复燃，这一原则至关重要。

▶ 抗菌药物的一般给药剂量是多少

治疗重症感染（如败血症、感染性心内膜炎等）及抗菌药物不易到达一定部位的感染（如中枢神经系统的感染，脑膜炎等），剂量宜较大（一般取治疗剂量的高限），全身性重度感染者应首选静脉给药，待病情好转后及早地转为口服贯序治疗。

治疗轻度或单一性的感染，如单纯性尿路感染等，可应用较小剂量（一般取治疗剂量的低限），轻度感染者，首选口服给药，次选肌内注射，尽量规避静脉滴注，静脉给药的风险堪比一次"小手术"。

▶ 拒绝使用抗菌药物或未使用足够疗程、减少剂量给药可能带来哪些不良后果

担心抗菌药物的不良反应而拒绝使用抗菌药物，如同"因噎废食"。可能导致感染由轻变重，疾病迁延，损害功能，甚至危及生命。实际上抗菌药物的不良反应并不可怕，可怕的是对其过度担忧而延误了使用的最佳时机。在这点上目前的宣传可能是有些偏颇的，"尽信书不如无书"，抗菌药物在合理、安全的轨道下使用必定是抗感染的利器。

使用了抗菌药物，感染减轻了，症状缓解了，此时更加不能随意地减药或停药。因为盲目地减少抗菌药物的剂量、缩短使用疗程，不仅不利于发挥其杀菌、抑菌的作用，更可能在杀灭部分敏感菌株的同时导致大量突变菌株发生变异。此时炎性症状虽然有所缓解，但随着耐药菌株的大量繁殖，感染又会卷土重来，这时候再用原来的抗菌药物，抗感染的效果会大大降低甚至于失效。这种"歪曲的"突变菌株的"筛选"过程会导致类似于"二重感染"的情况发生，细菌耐药性也随之产生，后果很严重。

抗菌药物是"双刃剑"，滥用会诱发细菌耐药、引起菌群紊乱，拒用和少用同样会导致严重后果，临床实例令人触目惊心。什么疾病需要使用抗菌药物，使用抗菌药物需要注意哪些问题，如何正视抗菌药物的不良反应，如何真正做到安全、合理地使用抗菌药物绝不仅仅是医生、药师的事情，这应该是社会各界关注的焦点，矫枉过正的事情绝不能做。

请谨记：① 抗菌药物仅用于菌性感染及部分手术预防，不用于病毒的感染。② 抗菌药物的疗程因感染的程度不同而异，一般宜用至体温正常、症状消退后的72 ～ 96小时。③ 轻度感染宜口服，重度感染才能够考虑静脉给药。④ 拒用很危险。减少剂量或擅自停药同样可能引起细菌的耐药及感染的反复发作，亦不可取。

药物的剂量、疗程不同，结果完全不同

药物是人们用于预防、诊断、治疗疾病的特殊物质，而非普通商品，不合理的使用，不仅无法治愈疾病，甚至可能诱发严重的不良反应。换言之，"良药"也就变成了"毒药"。事实上，同一种药物的适应证并不是唯一的，在临床运用时不同的剂量和疗程会产生不同的治疗效果，同样也可能诱发不同的不良反应。

甲氨蝶呤作为抗叶酸类的抗肿瘤药，通过对二氢叶酸还原酶的抑制来达到阻碍癌细胞的合成，从而抑制肿瘤细胞的生长与繁殖，可用于治疗各类白血病、恶性淋巴癌、乳腺癌等疾病。然而，通过对其药理作用进行深入研究后发现，该药还可以用于治疗类风湿关节炎、牛皮癣等症。但该药在治疗类风湿关节炎时，与常规用法用量完全不同，多数成年患者起始剂量为 7.5 ～ 10 mg，根据病情需要可增至 20 ～ 25 mg，用药频次为每周 1 次，而非每日 1 次，且在用药 6 周后才会逐渐起效，12 周到 6 个月后才会充分显效。如果患者按照甲氨蝶呤常规用法每日 1 次，连续服用数周、数月，会引起肝损伤、恶心、呕吐、口腔溃疡、脱发、呼吸困难等不良反应，甚至死亡。

糖皮质激素对机体的发育、生长、代谢以及免疫功能等均起着重要的调节作用，具有抗炎、抗病毒、抗过敏、抗休克、非特异性抑制免疫及退热等多重功效。然而，在平时的药师咨询工作中，可以发现人们对于激素往往较为敏感，很多患者会咨询药物中是否含有激素；服用了含有激素的药物是否会引起各种不良反应，如向心性肥胖、骨质疏松、水肿、延缓组织愈合等；儿童长期服用，是否会影响生长发育，导致生长停滞；激素是否会残留在患者体内而产生恐怖的"后遗效应"，诸如此类，不胜枚举。激素类药物"洪水猛兽"化的不良反应使得其在临床上的合理使用显得尤为重要，剂量与疗程也更加需要精准化。以泼尼松（强的松）的剂量变化为例，长期服用维持每日 2.5 ～ 15 mg ；小剂量应小于每日 0.5 mg/kg ；中等剂量每日 0.5 ～ 1 mg/kg ；大剂量需大于每日 1 mg/kg ；冲击剂量（以甲泼尼龙计）则大于每日 7.5 ～ 30 mg/kg。疗程上冲击治疗、短程治疗、中程治疗、长程治疗、终身替代治疗各不相同：冲击疗法一般小于 5 天，适用于危重患者的抢救。短程治疗小于 1 个月，适用于感染或变态反应类疾病。中程治疗维持在 3 个月内，适用于病程较长且多器官受累性疾病。长程治疗一般大于 3 个月，适用于器官移植排异、慢性自身免疫病。终身替代治疗适用于原发性或继发性慢性肾上腺皮质功能减退症患者。

药品的剂量、疗程不同，治疗结果完全不同。而保健品，作为"保健食品"的代名词，在某些场合被"别有用心"的人刻意与药品相混淆，但事实上同样需要注意其剂量和疗程，这里以常见的辅酶 Q_{10} 为例。

众所周知，辅酶 Q_{10} 可以作为药品（常规剂量 10 mg）来治疗疾病，也可以作为保健品（大剂量 400 mg）日常服用。辅酶 Q_{10} 不仅能给心脏提供动力，还具有卓越的抗氧化、清除自由基的效能，能预防血管壁脂质过氧化，预防动脉粥样硬化，并且无很明显的不良反应。目前的研究还表明，辅酶 Q_{10} 对于晚期肿瘤转移患者的治疗也有一定的疗效。

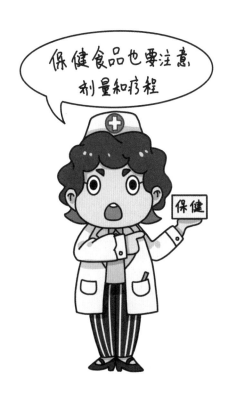

其实，人体内的辅酶 Q_{10} 主要靠自身合成，仅有少量从食物中得以补充。做成保健品的 400 mg 辅酶 Q_{10}，虽然规格剂量较大，但受限于肠道吸收的影响，实际吸收非常有限。所以，当人体不缺乏辅酶 Q_{10} 时，大量补充并不能带来额外的益处，日常补充无论是低剂量的药品还是高剂量的保健品，都比不上食物中的食源性补充来的直接和有效。

此外，任何离开了剂量和疗程的"药效论""致癌论"都是"流氓"的说法。坊间有很多"标题党"文章，哗众取宠、以偏概全，比如"咖啡致癌"之说甚嚣尘上，那每天只喝1杯咖啡就会致癌了吗？人们见咖啡"谈癌色变"了吗？这明显是在混淆视听。保健品不以治疗疾病为目的，同样也不应具有不良反应，但保健品的剂量、疗程不同，同样会产生不同的效果。

"是药三分毒"，说得再直接一点，只有合理、安全用药才能将药效最大化且避免加重、加大不良反应，不至于"毒上加毒"。用药时，应该密切注意剂量与疗程。例如，维生素D为人体所必需的维生素，可预防佝偻病，促进钙质的吸收；然而，一味地长期大量补充维生素D，则可诱发维生素D中毒，导致高钙血症，引起恶心、呕吐、食欲减退、心律失常等不良反应。再有，对乙酰氨基酚是WHO所推荐的安全的退热药物之一，但当日剂量超过4 g（国内另一种说法是2 g）时会诱发肝损伤，甚至导致肝衰竭而引起死亡。

综上所述，"良药"与"毒药"的区别有时仅仅在于一念之间，一举之为，"无知者无畏"的事情千万不能做。务请牢记临床用药28字箴言：好药标准千万条，合理安全是首要。擅自用药不规范，意外产生不美妙！

中成药中的"混血儿"

中医药是中华民族智慧的结晶，具有悠久的历史和完整的理论体系，中成药更是我国中医药宝库中的重要组成部分之一，它是在中医药理论指导下，经过临床研究，获得国家药品管理部门的批准，以中医处方为依据，按照规定的生产工艺和质量标准制成的一定剂型，质量可控、安全有效的药品。

近年来，绝大部分原料来自天然药物饮片的中成药，日益受到人们的青睐和商家的追捧。市场上的中成药品种琳琅满目，眼花缭乱，让人不知如何选择。此外，从药品的成分来说，除了有"血统纯正"的使用纯中药材饮片为原料的中成药，还有含有西药成分的"混血儿"。然而，有些不负责任的商家却通过一些营销手段，将消费者引入了对中成药使用的误区，认为中成药没有或是几乎很少引起不良反应，有病可治病，无病可强身。更有患者将中成药当成了保健品，长期、大量地服用，然而事实真的是这样吗？

回答当然是否定的。是药三分毒，中成药也不例外，在国家公布的药物不良反应排行榜上中成药往往"名列前茅"，其实不是中成药的不良反应少，而是"未知"的多。另外，单从专业的角度来说，合理、安全使用中成药，更加需要辨证论治。人云亦云地跟风胡乱用药，不但不能有效地治疗疾病，有可能还会造成大麻烦！

先介绍下中成药中常见的西药成分。

抗感冒类的中成药中常含有解热镇痛作用的对乙酰氨基酚，抗过敏的马来酸氯苯那敏以及维生素C等。例如，维C银翘片、感冒灵胶囊（冲剂）、速感康胶囊等。

补虚类的中成药中常含有维生素、硫酸亚铁等。例如，复方酸枣仁胶囊、健脾生血颗粒等。

调节血压类的中成药中常含有可乐定、利尿剂等。例如，珍菊降压片。

消化系统的中成药中常含有抗酸药、胃黏膜保护药等。例如，神曲胃痛片、复方猴头冲剂、复方陈香胃片等。

降糖类的中成药中常含有格列本脲。例如，消渴丸、消糖灵胶囊等。

止咳平喘类的中成药中常含有抗过敏药马来酸氯苯那敏，化痰药溴己新，β-受体激动剂克伦特罗等。例如，痰咳净散、舒咳枇杷糖浆、喘息灵胶囊等。

其他的中成药。例如，新癀片中含有解热镇痛药吲哚美辛等。

接着就是正确开启中成药、中成药"混血儿"的注意事项。

首先，无论中成药中是否含有西药成分，必须按中医药理的辨证论治选药。即辨清证候，选择合适的治法、组方用药方才能有预期的疗效。正如风寒感冒的患者未辨证即选用清热药来治疗感冒，不但不能治愈，有时反而会适得其反，加重病情。

其次，随着生活水平的普遍提高，人们开始注重养生，补益类的中成药也随之热销于市场。那何为补益药呢？即具有补益人体气、血、阴、阳等功能的统称为补益剂。选药时讲究哪里不足补哪里，可不能道听途说地随意乱补一通，那可就不是养生了，而是对自身的不负责任，并且补益药还容易壅中滞气，影响脾胃功能。

此外，用药时要根据说明书中的用法用量或遵医嘱按时定量服用，切莫随意增量或按需服药，以免造成严重的不良反应。尤其是含有西药成分的中成药，例如含有格列本脲的降糖类中成药、含有可乐定的降压类的中成药过量服用可引起低血糖、低血压的发生；含有对乙酰氨基酚的抗感冒类的中成药过量服用可能会引起肝损害等。在使用此类中成药时，还需要注意与其他西药联用时的药物相互作用，不要出现类似于重复用药的低级错误。

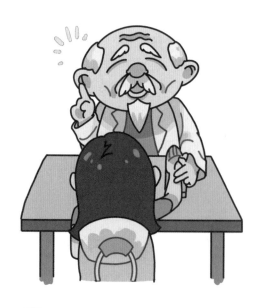

中成药确实是中华民族的瑰宝，但如何正确认识它，使用它进而用好它是仁者见仁、智者见智的事情。在中西结合方面，中成药中的"混血儿"有其独特的组方特点、适应证、注意事项，必

须系统、全面地掌握药品的组方、成分、药理作用、功能主治等知识方能安全有效地治疗疾病，达到事半功倍的功效。如若单纯地按中医或西医的理论来选药、治病，那便是管中窥豹。建议在医生或药师的专业指导下用药，切莫臆断疾病，随意下药，徒留遗憾。

篇五

分守「药」津

——药物的相生与相克

阿司匹林合用氯吡格雷的注意点

藿香正气水与头孢合用会中毒

抗菌药物怕"吃醋"？

孕妇可以使用丙硫氧嘧啶吗？

同服药物会大大影响血糖水平

……

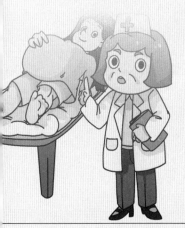

阿司匹林使用的注意点

　　老王，今年79岁，患高血压、糖尿病、冠心病近20年。最近由于胸闷、气急，做冠状动脉造影，不需要放支架，每天服阿司匹林100 mg+硫酸氢氯吡格雷片75 mg。那么，这些药物如何正确服用，能否一起服用？要终身服药吗？服药期间要注意些什么？能预防心梗、脑梗再次发生吗？

　　阿司匹林（商品名：拜阿司匹林，每片100 mg）和氯吡格雷（商品名：波立维，每片75 mg）都是目前临床上常用的抑制血小板聚集的药物，通常用作心血管不良事件的预防。

　　一般情况下，两者应是单独用药的。阿司匹林为环氧酶抑制剂，通过抑制血小板血栓素而产生作用，主要的、常见的不良反应是消化道出血。事实上虽同为抗血小板

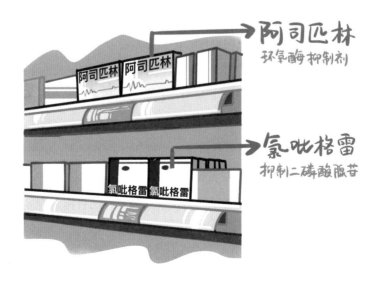

阿司匹林
环氧酶抑制剂

氯吡格雷
抑制二磷酸腺苷

药物，氯吡格雷的作用机制与阿司匹林却不同，它通过抑制一种名为二磷酸腺苷的成分而发挥作用，常见的不良反应是各种出血的风险。理论上，阿司匹林并不会影响氯吡格雷，但氯吡格雷却可能会影响或增强阿司匹林的作用，继而增加出血的风险。只是，这种影响目前看来仅停留在理论状态，临床上循证医学的证据并不充分。

从老王所提供的情况来看，符合冠脉造影后确诊的动脉粥样硬化或冠心病，并同时伴有高血压、糖尿病等基础性疾病，显然属于心脑血管疾病高发人群，虽然无需放置支架（狭窄度<70%），但预防性用药极为重要。其实这种情况下，阿司匹林或氯吡格雷单用的效果是有限的，而两种药物的不同作用机制，就好比是为了去向同一个目的地而修筑的两条高速公路，联合用药是有意义的。两药的联用不仅可以防止已有疾病的进一步恶化，还可以对心肌梗死、脑梗死的发生有预防作用。当然，会有一定的出血风险，但是与潜在的心血管不良事件的预防获益相比，应该是利大于弊的。另外，如果联合用药不出现明显的不良反应（出血），长期用药，乃至终身用药也是有必要的，前提是患者在经济上可以承担。

阿司匹林名列史上对于人类生命贡献最大的3大药物之一（另两个是青霉素和地西泮），完全可以被冠以"神药"的头衔，但"神药"往往命运多舛。追溯历史，1897年，德国人费利克斯·霍夫曼第一次合成了阿司匹林的主要物质，到了1934年，他正式宣称发明了阿司匹林，犹太化学家阿图尔·艾兴格林对于阿司匹林的发明也功不可没，但他却还为此被投入到了纳粹集中营。

目前，阿司匹林已经是临床应用最为广泛的药物之一。问世之初，它主要用于解热和镇痛（称之为非甾体抗炎药，NSAIDs），但随着对其药理研究的不断深入，应用范围也逐渐扩大。尤其是作为环氧酶抑制剂，它抗血小板聚集的作用持续而不可逆，成为了防治心脑血管不良事件的基石性药物。临床上，有些患者就医时，即使生化指标正常，医生也会建议他服用阿司匹林以预防脑梗死、心肌梗死、出血性脑卒中等心血管不良事件。但阿司匹林对于心脑血管事件的预防并非可用于所有年龄段的人群，而是适用于高危人群。不同的指南对于阿司匹林一级预防的目标人群界定略有不同：《中国心血管疾病预防指南》推荐10年心血管疾病风险>10%的人群适用阿司匹林的一级预防；《抗血小板治疗专家共识》则认为合并以下3项及以上危险因素的患者应当服用阿司匹林：男性>50岁或女性绝经后、高血压、糖尿病、高胆固醇血症、肥胖（体重指数≥28）、早发心脑血管疾病家族史（男<55岁、女<65岁）、吸烟；美国预防服务工作联盟（USPSTF）发布的《阿司匹林用于心血管疾病一级预防指南最新版》则推荐，50～59岁10年心血管风险≥10%的人群应当服用阿司匹林进行一级预防，以获得最大收益。目前的临床共识是：即使患者生化指标均属正常，但如存在高危因素，是可以服用阿司匹林进行心血管不良事件预防的。

阿司匹林预防心血管事件应采用小剂量、长时间服用的方法。一般剂量为每日75～150 mg。阿司匹林普通片剂建议饭后服用，以减轻其对于胃部的刺激，但目前临床使用的阿司匹林多为肠溶片，药物在进入碱性的肠道后才能进行释放，所以对胃部的刺激微乎其微，应该空腹服用，即饭前1小时或饭后2小时服用，以便药物迅速释放以达到血药浓度高峰。阿司匹林用于心血管事件预防，每日服用1次即可，患者可固定于每日的早上、下午或晚上服用，区别并不是很大。但笔者认为，心血管事件的高发时间段是早晨6～9点。此时冠状动脉处于缺血状态，心肌也是缺血的，心肌的供氧量不足（所以老年人晨练不宜过早，也不宜过于激烈），晚饭后2小时服用阿司匹林肠溶片更有利于发挥其心血管不良事件的预防作用，且有研究表明阿司匹林晚上服用有轻度的降压作用。

众所周知，阿司匹林的主要不良反应为消化道症状，甚至可导致溃疡、出血等。具有活动性消化道溃疡，出血体质，水杨酸过敏，阿司匹林哮喘，严重的肝、肾功能衰竭患者及妊娠最后3个月者应当禁用。同时使用抗凝药物、患有支气管哮喘、慢性或复发性胃或十二指肠病变、肾损害的患者应当慎用。孕妇尽量避免使用。老年患者酌情减少剂量，但当阿司匹林的日剂量低于50 mg时，几乎不能发挥其心血管不良事件的预防作用。对于高龄老年人、有消化道出血及溃疡病史、伴有烧心与胸痛等不适症状的患者、阿司匹林合并氯吡格雷或替格瑞洛进行双抗治疗的患者可以服用质子泵抑制剂（PPI）或H_2受体抑制剂来抑制胃酸，保护胃黏膜。

此外，阿司匹林与甲氨蝶呤合用时，可减少其在肾脏的清除；与抗凝药合用可增加患者的出血风险；与促尿酸排泄的抗痛风药物合用时，可降低尿酸的排泄。所以，阿司匹林合用其他药物时应谨慎。

故使用阿司匹林需注意以下几点：① 阿司匹林可用于预防高危人群的心脑血管不良事件，属于一级预防用药。② 肠溶片空腹服用，普通片饭后服用。③ 需要注意阿司匹林的规格，区分25 mg和100 mg，每日固定时间服用1次即可，长期服用可以获得较好的预防收益。④ 对于胃部不适、进行双抗治疗、高龄的患者可以加服PPI或H_2受体抑制剂来预防可能出现的消化道不良反应。

除此之外，患者在平时需要进行自我监测和防护，把抗血小板药物的出血风险降至最低。应注意：① 在用药前应将家族史和既往病史详细地告诉医生，特别是是否患有消化道溃疡、近期有无感染和手术等。② 严格按照医生所建议的剂量用药，不可私自增减药量或自行停药，增加其他药物需咨询医生或药师，如解热镇痛药等，还要避免同时使用华法林、肝素等抗凝药物。③ 做有创检查或治疗前，如拔牙、组织活检等，应告诉医生你正在服用抗血小板的药物。④ 需要密切关注血糖指标，因为部分降糖药与阿司匹林存在相互作用，会影响血糖的稳定。⑤ 药物以温开水送服比较适宜，避免用果汁，尤其是葡萄柚汁送服。服药期间应戒烟限酒，避免容易受伤的活动或体育运动。

乙醇（酒精）与药物混用
需谨慎

　　天气炎热，藿香正气水成为不少人的祛暑良药。而日前，微信上却流传着"藿香正气水和头孢一同服用，会马上丧命"的说法。这让很多人心生惶恐，甚至将藿香正气水视为毒药，真的有这个必要吗？

▶ 双硫仑样反应，严重者会导致死亡

　　藿香正气水中含有乙醇（酒精），在体内代谢后产生乙醛，而头孢类药物会抑制乙醛在体内的代谢，造成乙醛蓄积，刺激交感神经，引起中毒，严重时可诱发急性肝损伤、呼吸骤停甚至死亡。这也就是所谓的"双硫仑样反应"。

　　双硫仑原本是一种戒酒用的药物，服用后即使饮用很少量的酒，身体也会产生不适，从而达到戒酒的目的。它主要是抑制肝脏中的乙醛脱氢酶，使乙醇在体内氧化为乙醛后发生蓄积而产生一系列的理化反应，表现为面部潮红、眼结膜充血、头痛、头晕、恶心、呕吐甚至呼吸困难、急性肝损伤，惊厥、死亡等。所以，当服用头孢类药物的同时服用含有酒精的藿香正气水，就很容易出现中毒反应。

▶ 多种药物及食物含酒精，与抗菌药物混用需谨慎

　　除藿香正气水外，十滴水、棕色合剂（甘草合剂）等也含有酒精；一些中草药在炮制时，需要用酒精加强药性，还有一些中草药的有效成分需要以酒精为溶媒，这些药物与抗菌药物、抗凝药物等同服都会导致乙醛蓄积。此外，其实一些糕点在制作的

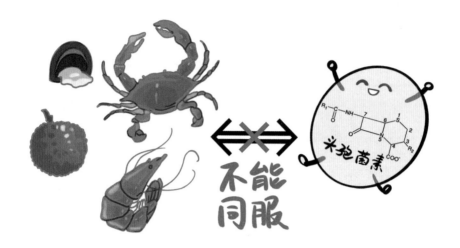

过程中会额外添加酒精来达到松软和持水的效果，因酒精添加较为隐蔽，常常被人们所忽视，如果与某些抗菌药物如头孢菌素（头孢西丁、头孢呋辛、头孢哌酮、头孢曲松等）、甲硝唑、奥硝唑、呋喃唑酮、酮康唑、华法林等混合使用，也会产生"双硫仑样反应"。

需要注意的是，对于超敏的患者，或者老年人、儿童等体质较弱者，在服用头孢类抗菌药物时，即使是外用擦拭酒精降温或者消毒，也有可能引起"双硫仑样反应"。其实，生活中还有许多食物和药物都不能够与头孢菌素共用，包括：

（1）含有酒精成分的食物：如酒心巧克力、醉蟹醉虾、醪糟食物、有酒精添加的相关糕点、酒酿、荔枝等。

（2）用乙醇作为溶媒的药物：如藿香正气水、硝酸异山梨酯喷雾剂（含90%乙醇）、正骨水（乙醇量为56%～66%）等。

（3）很多药物与头孢菌素一样会抑制乙醛脱氢酶，同样不能与酒精同服，如降糖药物达美康、抗凝药物华法林、低分子肝素、抗菌药物甲硝唑等。经典药物阿司匹林能够抑制乙醇脱氢酶，同样不能与酒精同服。

（4）使用上述药物后，尽量不用酒精擦拭来进行物理退热，也不能用酒精进行外伤消毒，如果外伤渗血创口较大或者使用酒精较多，会有酒精渗入血液导致毒性反应发生的可能。

此外，建议在使用头孢类抗菌药物期间避免进食辛辣、刺激的食物以及进食海鲜等容易诱发过敏的食物。同时需要多喝水，多休息，清淡饮食。值得一提的是，家长尤其需要格外注意患儿用药期间的饮食，看清食物的配料表，务必确保无酒精添加，善莫大焉。

▶ 同时服用需及时就医

"双硫仑样"毒性反应一般在用药后15～30分钟后发生，症状缓解需4～12小时，而完全恢复则需要4～5天。因"双硫仑样反应"起病急且危险，专家建议做到以下几点。

（1）在服药期间，阻断一切酒精制品，禁止饮酒，从而避免药效降低，增加不良反应；

（2）当药、酒混用出现不适反应后，患者需立即就医，进行吸氧、洗胃，以减少机体对乙醇的吸收；注射地塞米松、纳洛酮等，同时辅以葡萄糖、维生素C进行护肝治疗，一段时间后，症状大多可以缓解。

（3）对于临床工作者而言，要有"双硫仑样反应"可能存在的意识，并积极预防，减少漏诊、误诊，为百姓的身体健康保驾护航。

▶ 用过头孢后多久可以喝酒

据文献报道，头孢类抗菌药物致双硫仑样反应与饮酒密切相关，这个问题在生活中还是比较常见的。还有些人认为使用过头孢菌素后只要歇一会儿，最多2天后就能饮酒，但事实却并非如此，可能用药2天后喝酒同样会有毒性反应发生，千万不要"无知无畏"。

为防止出现双硫仑样毒性反应，在用药时需要严格注意药物使用与酒精饮用的时间间隔。如果先服用了或输注了头孢类，建议用药6～7天之后才能够喝酒，以保证体内的头孢类药物完全代谢，残留量微乎其微。如果在用药之前已经饮酒了，那么需要暂缓用头孢菌素3天，因为对于大部分人来说，酒精的代谢时间差不多就是3天左右，只有等酒精完全代谢完毕后才能保证用药安全。

实际上，不仅是抗菌药物，饮酒会导致很多药物的不良反应加大。

▶ 感冒药 + 酒精 = 双重伤肝

大多数感冒药含有对乙酰氨基酚（扑热息痛），对肝脏有一定的毒性，但是不过量、合理的使用一般还是安全的。

事实上扑热息痛易被肝脏代谢活化为具有毒性的N-乙酰苯醌亚胺（NAQPI）。当其剂量正常时（每日用量不宜超过2 g，而美国FDA明确指出日极限剂量为4 g），NAQPI完全可以被肝脏的解毒物质还原型谷胱甘肽分解而无毒化。但若服药时饮酒，即使剂量不大，乙醇也会诱导肝细胞药物代谢酶，加快NAQPI的生成，短时间内即达到中毒剂量，导致肝损的出现。

▶ 阿司匹林 + 酒精 = 胃伤加重

阿司匹林若长时间服用会对胃黏膜有一定刺激，如果在服用阿司匹林期间喝酒，酒精会加重对胃黏膜的刺激，严重者会出现胃溃疡、胃出血等不良反应。另外，阿司匹林与酒同服也有双硫仑样反应的报道。

▶ 抗过敏药 + 酒精 = 不良反应明显

氯苯那敏、苯海拉明、西替利嗪等抗过敏药，对中枢神经有一定的抑制作用，会出现头晕、嗜睡等症状，因此服用了抗过敏药物后严禁从事高空作业、精密仪器操作或驾车。服用此类药物前后喝酒会加剧其抑制作用，严重者会出现呼吸抑制、血压下降等情况。

▶ 降压药 + 酒精 = 低血压风险高

低血压是降压药常见的不良反应，如一过性血压降低诊治不及时非常危险。而酒精会扩张血管，血压降低更明显。所以说服降压药后喝酒，发生血压骤降的风险更高，甚至可能导致休克，危及生命。

▶ 安眠药 + 酒精 = 呼吸抑制

安眠药与酒或酒精类饮料同服，易引发嗜睡、昏睡，严重者可造成呼吸抑制甚至死亡。

　　是药都会有不良反应，但只要在已知和可控的范围内，仍属好药。酒、药混饮，只有两种可能，一则药效降低，二则不良反应加大，甚至出现致命的毒性反应，比如双硫仑样反应。尤其需要注意的是，在喝酒前后3天，乃至更长时间内服药，都可能对药物产生一定影响，甚至发生危险。因此在服药期间，请尽量避免觥筹交错、频频举杯。

抗菌药物怕"吃醋"？

抗菌药物可以杀灭或者抑制病原微生物，从而对抗感染而起到保护人体健康的作用。自1928年英国人弗莱明在偶然之间发现了第一个抗菌药物——青霉素之后，就不断有新的抗菌药物被发现或被合成出来，并且在临床上广泛使用，据统计人类的平均寿命也因此而延长了10年左右。

众所周知，抗菌药物作为对抗细菌等病原微生物侵袭的人类健康的"守护之剑"，同样存在严重的耐药性问题。而且可能被大家疏忽的是，部分抗菌药物，如大环内酯类（如红霉素）、磺胺类、氨基糖苷类（如链霉素、卡那霉素、庆大霉素等）有时却似金属铁一样容易受到酸的侵蚀，在酸性条件下表现出稳定性下降、溶解度降低、抗菌活性下降等怕"吃醋"的脆弱一面。

醋是厨房中最为常见的调味品，我国有些地区还有"无醋不成宴"的习惯，除了调味之用外，醋还具有开胃促消化，促进钙、铁吸收，活血化瘀及杀菌抑菌等药用功效。醋的主要成分为醋酸，pH一般在3左右，是典型的酸性物质，有时我们在吃

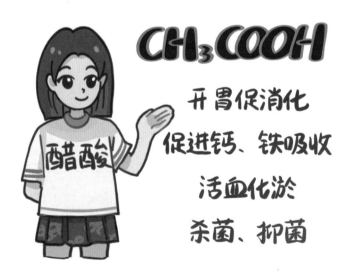

CH₃COOH

开胃促消化

促进钙、铁吸收

活血化瘀

杀菌、抑菌

醋的同时会影响到同服的、惧怕酸性环境的抗菌药物在体内的吸收、分布、代谢和排泄，进而影响其抗菌活性。我们来罗列一下这些怕"吃醋"的抗菌药物。

口服红霉素一般推荐剂量为250 mg，每6小时服用1次，或500 mg，每12小时服用1次。与传统理念不同，红霉素肠溶胶囊应当空腹服用，因为它在酸性的胃液环境中溶出较少，只有在碱性的肠液环境中才能迅速溶出，进而达到血药浓度高峰。红霉素分子中存在不稳定的内酯键、苷键等，在酸性条件下极易水解而失去抗菌活性。大部分肠溶制剂都应该空腹服用，以便迅速进入肠道崩解、吸收。

磺胺类药物，大多为碱性，同样怕"吃醋"，如常见的复方磺胺甲噁唑，每次800 mg/160 mg（SMZ/TMP），每12小时服用1次。用药期间，应避免与酸性药物（如维生素C泡腾片）同服，以免发生中和反应而影响药效。磺胺类药物还会妨碍B族维生素在肠道内的合成，用药1周以上的患者，应适当补充维生素B。该类药物主要是以原型、乙酰化磺胺及少量葡萄糖醛酸结合物的方式经肾脏排泄，乙酰化后药物的溶解度降低，尤其在酸性尿液中的溶解度会变得更低，可能引起结晶尿、血尿或者尿路阻塞，产生结石，导致肾脏损伤，故临床上使用磺胺类药物时，应该适当增加患者的饮水量或采取碱化尿液的措施（如口服小苏打片，即碳酸氢钠片）来防止结晶尿的出现。

此外，氨基糖苷类的药物如链霉素、卡那霉素及庆大霉素也是碱性药物，抗菌活性在碱性条件下才会更强，用药时应补充充足的水分，并定期监测听力及施行温度刺激试验，以防对第八对脑神经的损害，当然定期监测肾功能也是需要的。数据证明，庆大霉素的抗菌活性于pH8.5的环境中比pH5.0时强100倍。总之，食用酸性食物可以加速该类浓度依赖性抗菌药物的排泄，从而削弱其抗菌活性。

综上所述，人体胃肠道或者尿液的酸性若提高会影响大环内酯类、磺胺类、氨基糖苷类等多种怕"吃醋"的抗菌药物的吸收、分布、代谢、排泄及抗菌活性。故在服用这些怕"吃醋"的抗菌药物的前后1～2个小时内应避免吃醋或者摄入含醋的食物以及西红柿、山楂、乌梅等酸性食物，以防止其与抗菌药物发生中和反应而影响药效。同时，忌用酸性的果汁或者酸性饮料来送服这些怕"吃醋"的抗菌药物也很重要，还是以温开水送服抗菌药物比较适宜。值得一提的是，酸性物质同样还可能会对青霉素、头孢菌素、氟喹诺酮类等相对"耐酸"的抗菌药物在体内的消化吸收过程产生一定的影响，如青霉素在偏酸性的葡萄糖溶液当中就不稳定，长时间静滴会发生药物分解，导致疗效降低，并容易引发过敏反应，因此使用生理盐水（0.9%氯化钠）作为溶媒较为适宜，滴注时间也不宜过长。谨记：为确保药效计，临床使用抗菌药物时，宜要对酸碱应多多揣酌。

丙硫氧嘧啶与很多药不合

为了进一步保障公众的用药安全，2021年8月24日，国家药监局发布了一则公告，对丙硫氧嘧啶（以下简称PTU）制剂（包括丙硫氧嘧啶片、丙硫氧嘧啶肠溶片、丙硫氧嘧啶肠溶胶囊）增加了黑框警示，并就说明书内容进行了统一修订，尤其是针对药物相互作用项所包括的内容新增了一些与PTU合用可能会出现相互作用进而产生影响的药物阐述。

事实上，PTU是一种经典的抗甲状腺药物，适用于治疗多种类型的甲状腺功能亢进，如格雷夫斯病等。众所周知，甲亢患者服用的药物可能不止一种，药物间的相互作用就成了患者十分关心的问题。那么，有哪些药物和PTU合用会出现相互作用进而产生影响呢？使用PTU需要注意些什么呢？孕产妇、儿童等特殊人群能否服用PTU呢？

▶ 口服抗凝剂

对于服用抗凝剂的患者，PTU可抑制维生素K的活性，从而增加口服抗凝药（例如香豆素类药物，代表药物为华法林）的抗凝效果，同时也会增加出血风险。对这些患者来说，应当规范、定期地监测凝血功能检验指标PT/INR值，避免发生出血。

▶ β 受体阻滞剂、洋地黄类、茶碱类

甲状腺功能亢进的患者在服用 β 受体阻滞剂（如拉贝洛尔、普萘洛尔、卡维地洛、噻吗洛尔、美托洛尔）、洋地黄类（如地高辛）、茶碱类（如氨茶碱、茶碱）时，药物清除率会加大，这些药物在体内的浓度会相应降低，某些情况下甚至需通过采取

适当增加药物初始剂量的方法来维持平衡。地高辛、氨茶碱本身的治疗窗就较窄，安全剂量与中毒剂量较为接近，即所谓的"高警示药物"，它们的安全性尤为关键。

当这些患者同服PTU时，甲状腺功能会逐渐趋于正常，但如前所述则可能导致体内的β受体阻滞剂、洋地黄类药物、茶碱的血药浓度上升，从而诱发不良反应。如PTU与β受体阻滞剂合用，可能会出现心跳不均匀，呼吸短促，头晕或昏厥等不良反应。对于使用茶碱和PTU的患者，如果呼吸系统症状恶化或出现任何茶碱中毒样症状，包括恶心、呕吐、腹泻、头痛、不安、失眠、癫痫或心律不齐等，应及时就医。此外，当PTU与洋地黄合用后如出现恶心、呕吐、食欲减退、腹泻、精神错乱、癫痫、幻觉、视觉呈绿色或黄色、心跳不规律时，也应及时就医。

也就是说，正是基于PTU的抗甲状腺作用，当与上述药物合用时，应适当减少上述药物的剂量。

▶ 抑制甲状腺功能和致甲状腺肿大的作用

磺胺类、对氨基水杨酸、保泰松、巴比妥类、酚妥拉明、妥拉唑林、维生素B_{12}、磺酰脲类药物可抑制甲状腺功能，并可致甲状腺肿大，在与PTU合用时也需十分谨慎，因其可能会有增强PTU抗甲状腺功能的问题。

▶ 碘剂

含碘的药物会加重甲亢病情，从而使得PTU的用量增加或用药时间延长，因此，服用PTU应避免使用碘剂，如[131]碘化钠。

▶ 心得安及香豆素

PTU可能会改变血液中心得安和香豆素衍生物的有效浓度，因此，合用时需谨慎。

▶ 肝脏毒性药物

在使用PTU治疗的人群中，已有报道由肝损伤导致的肝功能紊乱、肝衰竭，甚至死亡的案例，也就是说PTU具有一定的肝脏毒性。

当PTU与其他对肝脏存在毒性的药物合用时，可能会进一步加重肝毒性的发生和发展，因此应当避免同时使用。常见的可引起肝毒性的药物有特立氟胺、瑞德西韦、纳曲酮、甲氨蝶呤、培门冬酶、来氟米特、洛美他派、米泊美生等。

▶ 血液系统毒性药物

使用PTU治疗时，可出现极为罕见的粒细胞缺乏症，该项属于严重的不良反应，且能在很短的时间内发生。当PTU与其他可能引起粒细胞缺乏症的药物（例如去铁酮、氟奋乃静等）合用时，会大大增加此项风险，应避免合用。

▶ 禁忌人群

对于PTU过敏或对于硫脲类药物过敏的患者应禁用PTU。此外，由于PTU的肝毒性及血液系统毒性，严重的肝功能损害、白细胞缺乏的患者应禁用。

▶ 孕妇、哺乳期妇女、儿童能用吗

PTU在美国FDA的妊娠用药分级中属于D级药物，安全性介于C级和禁用的X级之间。事实上，PTU可通过胎盘引起胎儿的克汀病和甲状腺肿，而另一种经典的药物甲巯咪唑则可引起胎儿解剖学的异常。因此，在权衡利弊后，如果孕妇必须使用抗甲状腺药物，可在妊娠前3个月低剂量使用PTU，而因PTU会增加孕产妇肝毒性的风险，甲巯咪唑则成为了妊娠中期和晚期的治疗选择。

此外，PTU可少量经乳汁分泌，但母乳中的药物浓度最多只有乳母体内血清药物浓度的1/10左

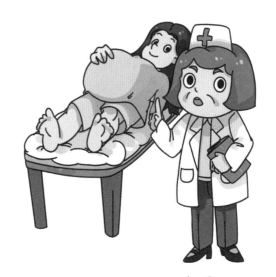

妊娠前3个月才可低剂量使用PTU

右，影响不会很大。因而在哺乳期间，如必须服用抗甲状腺药物，可以选择 PTU。

在儿童中有报道使用 PTU 后出现重度肝损伤的病例，因此不建议首选 PTU，除非是对于甲巯咪唑不能耐受且不适合手术或放射性碘治疗的儿童患者。

▶ 做好监测

在服用 PTU 期间，应定期检查肝功能，并每 4～6 周检查甲状腺功能。由于 PTU 可能引起粒细胞缺乏症，如出现喉咙痛、发热、发冷、牙龈或皮肤感染、血压严重下降，应及时就医并停药。如果女性患者在服用药物期间怀孕或打算备孕，应当明确告知医生，以便调整药物剂量及做好孕期必要的监护，其间如出现如恶心、右上腹痛、黄疸等症状时，应及时就医。

综上所述，丙硫氧嘧啶存在诸多不良反应，甚至可能诱发患者肝功能损伤、粒细胞减少等，用药期间应当密切关注症状，并做好肝功能和甲状腺功能的检查。与口服抗凝剂、β 受体阻滞剂、洋地黄类、茶碱、抑制甲状腺功能和导致甲状腺肿大的药物、碘剂、肝毒性药物、可引起粒细胞缺乏的药物合用时，可能会存在相互作用进而产生不良影响，所以应当尽量避免合用。在充分考虑利弊关系后，如果必须合用，应该调整药物剂量并对患者的肝功能、凝血酶原时间、血常规等进行定期规范的监测，以应不测。孕妇在妊娠前 3 个月选用 PTU 治疗更为合适，儿童则不推荐首选 PTU 治疗。

补铁时，千万别喝茶，
要喝茶也该摄入"它"

对于缺铁性贫血的患者，临床上应用最广泛的补铁措施是口服铁剂。对于每一位患者而言，都希望获得最佳的补铁效果，同时将药物的不良反应降至最低。通常情况下，患者会询问服药期间是否需要忌口，就像服用他汀类降脂药物时需要忌食西柚，吃头孢类抗菌药物时不能喝酒一样，那么口服铁剂时需要注意些什么呢？事实上，对于口服铁剂的患者，应该尽可能避免饮茶，尤其是浓茶。那为什么口服铁剂时要避免饮茶呢？还有没有影响铁剂吸收的其他因素呢？如果在用药期间喝了茶，又该怎么办呢？

铁是人体重要的微量元素，主要参与体内的氧代谢、能量代谢、造血等多种生命活动，正常人体的含铁量约为 50 mg/kg，其中 60% 的铁存在于红细胞的血红蛋白中（主要起到输送氧的作用），10% 存在于肌肉组织的肌红蛋白中。人体一旦缺铁会导致缺铁性贫血，出现疲劳、呼吸困难、头痛、皮肤苍白等症状。临床上，常采取口服铁剂的方法来治疗缺铁性贫血，常用的药物有硫酸亚铁、富马酸亚铁、琥珀酸亚铁、焦磷酸铁等。相较于 3 价铁，2 价亚铁更加容易被人体所吸收。

茶是人们常喝的饮料，富含对人体有益的酶类和微量元素，具有提神醒脑、降血脂、抗炎、抗癌等功效。但当茶与铁剂相遇时，茶水中的多酚类物质会与铁离子结合成不溶性的沉淀，从而影响铁剂的吸收。事实上，茶类黄酮本来就是含有两个芳香环的多酚类物质，具有 2 个及 2 个以上的羟基，会与铁离子发生结合。据统计，1 杯用

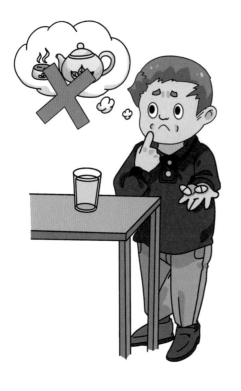

2.5 g茶叶冲泡的红茶中大约含有200 mg的茶类黄酮，用餐期间即使饮用1杯淡茶，也会抑制饮食中60% ～ 70%的铁的吸收，浓茶尤甚。但在两餐间饮茶仅抑制约20%的非血红素铁的吸收，相对好些。还有研究表明，饮茶可以使EDTA钠铁中铁离子的吸收率降低85%以上。因此，口服铁剂时应当尽可能避免饮茶，尤其是浓茶。

目前已经知道，茶可以明显地影响铁的吸收。事实上，其他含有多酚、高植酸、钙的一些食物如咖啡、豆浆、牛奶等，也可以明显降低铁剂的吸收。有数据显示，餐时饮用大于1杯的咖啡可降低约40%的铁的吸收，因此，服用铁剂时也应当尽可能避免饮用咖啡。植酸盐是磷酸盐与谷类、种子、坚果、蔬菜和水果中的矿物质的一种储存形式，可通过剂量依赖的方式强烈地抑制铁的吸收，也就是说即使是相当少的植酸也会明显抑制铁剂吸收。有研究表明，当在小麦卷中分别添加2 mg和250 mg植酸盐时，人体对铁的吸收抑制率分别达到了18%和82%。此外，钙盐及乳制品中的钙也可以显著干扰铁的吸收。非常有趣的是，当钙含量< 40 mg或者>300 mg时并不会明显地表现出对于铁的抑制作用，而在此区间之内则抑制明显。一般来说，1杯牛奶（约含165 mg的钙或者钙盐），可以抑制约50%铁的吸收。

有些食物可以降低铁的吸收，但也有可以提高铁剂吸收的食物，如富含抗坏血酸（即维生素C）的食物。另外，肉类、鱼、家禽等也同样具有促进铁剂吸收的作用。事实上，食用足够数量的铁吸收促进剂可以对抗铁吸收的抑制作用。

我们不但要考虑食物可能对于口服铁剂吸收所产生的影响，还要考虑到同服的药物是否会影响到铁剂的吸收。例如，抗酸剂、碱性药物可降低胃内的pH，从而降低铁剂的吸收。恩他卡朋与铁离子在胃肠道内可形成螯合物，从而降低其疗效，因此二药同服时至少应该间隔2～3小时。别嘌醇可导致铁在体内组织中过量蓄积，诱发含铁血黄素沉着症，二者不宜合用。

众所周知，铁剂口服时比较常见的不良反应是胃肠道的不适感，如恶心、呕吐、上腹疼痛、便秘等，所以应该饭后服用铁剂。在服用铁剂时，可以同服维生素C以促进其吸收，避免与磷酸盐、四环素类抗菌药物、氟喹诺酮类抗菌药物、碱性药物、抗酸药等或者浓茶、咖啡、牛奶等同服，以免减少铁剂的吸收。铁剂也同样可能影响其他药物的吸收，如左旋多巴、恩他卡朋等，故应至少间隔2个小时，分开服用。

对于缺铁性贫血患者，为促进血铁红素的吸收，食用一些铁强化食品是有好处的，同时增加抗坏血酸的摄入量也非常关键。谨记：① 在两餐之间而不是用餐期间喝茶。② 当茶是用餐的一部分时，应同时摄入抗坏血酸和（或）肉、鱼、家禽等，茶对铁剂的抑制作用可以被这些物质部分抵消。③ 当铁剂与茶不得不同时服用时，增加抗坏血酸的摄入是有效的手段，因抗坏血酸可以防止铁-单宁复合物的形成，从而抵消茶对于铁剂吸收的抑制作用。数据量化方面，一般需要100 mg的抗坏血酸来抵消1杯茶对于铁吸收的抑制作用；大约需要80 mg抗坏血酸才能完全抵消25 mg植酸的铁剂抑制作用；1 g肉、鱼和家禽相当于1 mg抗坏血酸对铁吸收的增强效果。

同服药物会大大影响血糖水平

对于正常人来说，血糖一般都平稳地保持在恒定的范围之内。然而，当人们患病使用药物时，血糖的动态平衡则可能会受到诸多同服药物的影响而出现忽高忽低的问题。众所周知，血糖紊乱不利于身体健康，因而在使用这些有可能引起血糖紊乱的药物时，患者需要格外小心。

（1）激素类药物：在使用时可能会引起人体血糖的改变，常见的有糖皮质激素、生长激素、生长抑素等。

（2）糖皮质激素：可促进糖异生、减慢糖原的分解和降低机体对于葡萄糖的利用而使患者的血糖升高，约2%的患者在使用大剂量的糖皮质激素如甲强龙后，会出现类固醇性糖尿病。

（3）生长激素：在临床使用过程中也被发现可能会引起患者糖代谢的改变，甚至诱导胰岛素抵抗的发生，因而部分患者会出现血糖升高的情况，严重者甚至无法将治疗持续进行下去。

（4）生长抑素：可以抑制胰岛素、胰高血糖素的分泌，因此在给药初始阶段可能会引起患者出现暂时性血糖下降，临床上一般对于胰岛素依赖性糖尿病患者在用药初期，需每间隔3～4小时查一次血糖，以求安全。

（5）氟喹诺酮类抗菌药物：在使用过程中可能会引起患者的血糖代谢紊乱。该类抗菌药物是临床上治疗细菌感染的常用药物，常用于呼吸道和泌尿道的感染，血糖异常是其临床主要的不良反应，其中尤以加替沙星最为明显。加替沙星甚至可能导致严重的或致死性的血糖紊乱，所以目前在临床上受到了很大的使用限制，而在出现血糖异常的患者之中，65岁以上的老年人最为常见。

（6）免疫抑制剂：如环孢素、他克莫司，常用于防止器官移植后的免疫排斥反应，同样在临床应用中被发现可能会引起患者血糖升高，糖尿病的发病风险也会明显提高，这可能与免疫抑制剂对胰岛 β 细胞的毒性有关。事实上，使用免疫抑制剂而导致的胰岛素抵抗、血糖升高的程度与用药时间、剂量休戚相关。

（7）抗精神病类药物：如氯氮平、奥氮平、利培酮、喹硫平等也可以引起血糖的紊乱，导致患者出现胰岛素抵抗，血糖持续升高，其中尤以氯氮平、奥氮平对血糖的影响大。有研究表明在使用氯氮平或奥氮平的患者中，有30% ～ 70%的人出现了高胰岛素血症，严重者甚至可能会导致糖尿病酮症酸中毒，出现昏迷，甚至死亡。

（8）β 受体阻滞剂：可增加患者出现胰岛素抵抗和发展成为2型糖尿病的风险，高血压患者在使用 β 受体阻断剂后罹患糖尿病的风险也会相应加大。同时，临床上也有使用 β 受体阻滞剂后出现低血糖的病例报道，如普萘洛尔可抑制胰岛 β 受体，抑制糖原分解和胰高血糖素的释放而导致低血糖。此外，普萘洛尔还可以通过抑制交感神经而掩盖患者本该出现的心慌、心悸、颤抖等低血糖症状，从而延误最佳的治疗时机。事实上，对于糖尿病患者来说，应尽可能不要合并使用普萘洛尔，如一定要合并用药则需密切关注血糖的变化。

（9）降脂药物：在临床使用时也可能会引起血糖紊乱。有研究表明烟酸的使用可增加普通人罹患糖尿病的风险，因其在降低血脂的同时，会增加胰岛素抵抗的可能。有报道称他汀类药物也可能会增加患者罹患糖尿病的风险，但就目前的情况来看似乎还缺乏足够的循证医学证据。

（10）抗肿瘤药物：在临床应用中亦可能会引起血糖的紊乱，但引起血糖紊乱的机制尚不明确，此点可能与患者处于应激状态，胰高血糖素、生长抑素分泌增加有关，也可能与化疗药物损伤胰腺，使胰岛素分泌减少有关。有报道显示，在使用高剂量的顺铂治疗头颈部恶性肿瘤时，大约有5%的患者出现了糖尿病。

此外，一些常用的药物，如异烟肼、避孕药、阿司匹林等，同样可能会引起血糖的紊乱。

可能引起血糖紊乱的药物有很多种，包括激素、降压药、降脂药、抗菌药物等。这些药物均有可能诱发高血糖或低血糖，尤其对于糖尿病患者而言，如果使用不当甚至可能会出现糖尿病酮症酸中毒、糖尿病高渗性昏迷和低血糖昏迷等非常严重的应急情况。

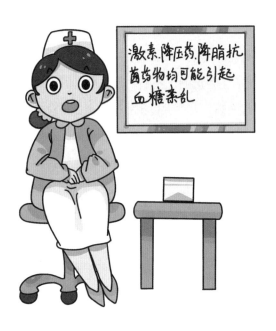

激素、降压药、降脂抗菌药物均可能引起血糖紊乱

事实上，药物引起患者的血糖变化，不但与药物的剂量、给药时间、给药途径有关，还与患者的个体差异、基础水平密切相关，对于老年人、肝、肾功能不全的患者，在使用这些药物时，需要格外谨慎，务必定期监测血糖。此外，对于糖尿病患者而言，因为本来就在使用降糖药物，故不但需要谨慎使用可能引起血糖紊乱的同服药物，还要考虑到药物与药物之间的相互作用，尤其是可能会改变降糖药物代谢的肝药酶诱导剂，如巴比妥类、灰黄霉素、氨甲丙酯、利福平等，以及肝药酶抑制剂，如氯丙嗪、西咪替丁、环丙沙星、甲硝唑、保泰松、异烟肼等。

——药物的正确选择

面对痤疮、青春痘，应该怎么办?

祛痰药的合理使用

同类药物可以替换吗?

退热药，选用剂型有诀窍

小儿使用抗菌药物的"宜"和"忌"

......

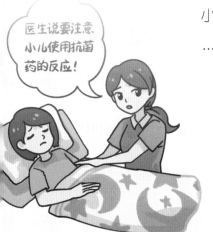

医生说要注意
小儿使用抗菌
药的反应!

痤疮，青春痘，恼人的青春印记，如何来对抗？

　　爱美之心人皆有之，可是痤疮，就是通常所说的青春痘，这恼人的青春印记却让不少年轻人叫苦不迭。南京地铁内一女子因痤疮发作严重而痛哭3小时的新闻，在网上引发热议，不少饱受痤疮之苦的人都纷纷表示该病所带来的心理压力会让人存在自卑感。据统计，目前80%～90%的青少年患过痤疮，少数人直到40岁都无法自然减轻或痊愈。那么，如何合理使用药物来对抗这青春痕迹呢，除了药物外还有什么有效缓解手段吗？

　　痤疮（pimple），又叫青春痘、粉刺、毛囊炎，是皮肤上毛囊皮脂腺单位的病变，表现可以是粉刺、丘疹、脓疱、囊肿和瘢痕形成，多发于面部、颈部、胸背部、肩膀和上臂，病因多种多样，但最直接的原因是毛孔堵塞。

　　青春期，雄激素分泌提高（女性肾上腺皮质分泌雄激素也会有所提高），刺激皮脂大量分泌，皮肤油光发亮。由于毛囊口或毛囊皮脂导管的角化、狭小堵塞，过多皮脂无法排出，淤积在毛囊内形成粉刺，刺激毛囊内的痤疮丙酸杆菌异常繁殖，产生溶脂酶，分离皮脂产生游离酸，诱导皮肤炎症产生，炎症加剧导致丘疹、脓疱、结节、囊肿和瘢痕等一系列症状。

　　根据皮肤损害的类型和严重程度不同，痤疮有一系列系统的治疗方法，通过减少皮脂分泌、解除毛囊堵塞、抑制局部细菌繁殖等各种医学手段可以控制进而治愈痤疮。得了痤疮，因大多数人无法准确判断自己的病情，故千万不要自己动手去挤，这样做不仅有加重感染，遗留瘢痕的风险，而且挤压如果发生在面部三角区内，还会有使感染扩散到颅内，导致海绵窦血栓性静脉炎的可能，严重时甚至会危害生命。因此平时多多预防、发作时及时就医、合理使用药物才是痤疮治疗的良策。

目前治疗痤疮的药物一般有以下几大类。

（1）维A酸及其衍生物：① 第一代维A酸，用于寻常型痤疮，常用0.025%～0.03%维A酸乳膏剂或0.05%维A酸凝胶剂；异维A酸，对于严重的痤疮，口服异维A酸是标准疗法，也是目前治疗痤疮最有效的方法，疗程以达到最小累积剂量60 mg/kg为目标；维胺酯，用于囊肿型痤疮。② 第二代阿维A，用于银屑病。③ 第三代阿达帕林，用于以粉刺、丘疹和脓疱为主要表现的寻常型痤疮的皮肤治疗。

（2）感染药物即抗菌药物：首选四环素类（米诺环素、多西环素等），其次为大环内酯类（红霉素）、克林霉素等，应避免选择常用于治疗系统感染的抗菌药物如左氧氟沙星等。

（3）其他类：主要包括抗雄激素药物如口服避孕药、西米替丁、螺内酯，还有过氧化苯甲酰、皮质类固醇、口服锌制剂和中成药等。

根据2011年的中国痤疮临床治疗指南，一般痤疮应根据分级采取相应的治疗药物和手段进行治疗。

（1）1级（轻度）：仅有粉刺。一般采用外用维A酸类制剂，同时还可选用抑制皮脂分泌抗菌的医学护肤品作为辅助手段。

（2）2级（中度）：除粉刺外还有炎性丘疹。可外用维A酸类制剂及过氧化苯甲酰或抗菌药物，必要时联合口服抗菌药物。

（3）3级（中度）：除粉刺、炎性丘疹外还有脓疱。这类需系统口服抗菌药物，在保证疗程足够的同时加用外用维A酸类制剂和（或）过氧化苯甲酰。有指征的女性患者可使用抗雄激素治疗。

（4）4级（重度）：除有粉刺、丘疹、脓疱外还有结节、囊肿或瘢痕。一般来说，口服异维A酸是最有效治疗办法，皮损严重的患者也可先使用3级治疗方法，待皮损明显改善后，再用口服异维A酸进行剩余治疗。

当然，痤疮的治疗方案并非一成不变，应按照个体化给药的原则，根据患者实际情况灵活变换，以改善症状为最终目的，用药同时应注意以下几点。

（1）维A酸类药物：也叫作维甲酸，是治疗白血病的一种重要药物，对痤疮的治疗有效但该药的不良反应也较多见，常见的有肝功能异常、血脂异常，甚至对精神状态也会有轻微的影响，因此应权衡后用药。另外，由于维A酸类药物有致畸作用，故孕妇禁用。外用制剂一般每日1～2次，于晚间睡前洗净患处，8～12周为1个疗程，一般须用药6周后达到最大疗效。涂敷于皮肤皱褶部，不宜接触眼睛或黏膜部，用药部位应避免强烈的日光照射。

（2）口服抗菌药物：仅用于中、重度痤疮患者，不应单独使用，达到治疗效果后应尽快停用（通常使用疗程为6～12周），用药期间注意检查肝肾功能。

（3）维持治疗：无论哪一种治疗方法，待皮损明显消退后应维持治疗，首选维A酸类药物，一般维持治疗6～12个月。必要时可用2.5%～10%过氧化苯甲酰涂敷患处，晨起洗漱后应用，每日1～2次，但不宜用在有毛发的部位，因其有氧化作用而易漂白毛发。

（4）补锌：锌在体内合成激素的过程中有一定作用，每日补充30～40 mg有助于减轻炎症和促进痤疮的愈合，一般可以选择口服葡萄糖酸锌。

事实上，痤疮并非青少年的"专利"，不少成年人因为情绪紧张、饮食不当、作息不良，导致内分泌系统紊乱，脸上就会冒出痘痘。而要祛除痤疮，控制皮脂腺分泌，降低体内雄激素水平尤为关键。避孕药中有一部分孕激素的衍生物，能对抗雄激素，适当使用能起到一定的祛痘功效，但并非所有女性都适用，且一旦停药，会加重激素的平衡失调，使痘痘反弹，临床上并不主张。

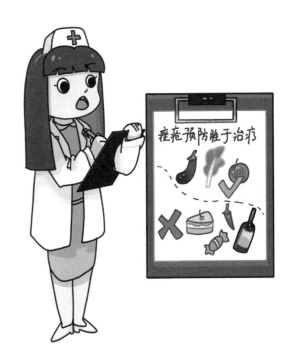

总的来说，痤疮的预防胜于治疗。在日常饮食上应注意少食糖果、甜食、多脂及辛辣刺激食物，避免饮酒，宜多喝水，避免大便干结，多吃新鲜的蔬菜与水果，不乱吃药物。注意皮肤卫生是很重要的，每日2次用温开水清洗，并用肥皂洗除油腻，油脂分泌多者可用硫磺皂，忌用碱性大的肥皂，忌用手挤压或搔抓导致皮损，忌用油脂类、粉类化妆品和含有糖皮质激素的软膏及霜剂。

另外，处于青春发育期的青年情绪不稳定、敏感、易受刺激，且此时特别注意容貌，因此得了痤疮后会极为苦闷，求治心切，常会胡乱用药或采取不恰当措施。故必须释放心结、正确对待，并在日常生活中注意预防，不用手挤压以及正确使用药物。其实，痤疮不可怕，郁郁寡欢更不可取，舒缓压力平和心态，积极向上，保持良好习惯，合理用药，"颜面"问题自然迎刃而解。

失眠、忧郁、焦虑怎么办？

失眠较为常见，相信很多人都有晚上辗转反侧难以入眠的经历，当然有些人会采取心里默念"一只羊、两只羊、三只羊……"的"土"方法来尝试应对。

事实上，随着社会经济的快速发展，生活节奏快，个人压力大，睡眠差已然成为了大众的常态。据统计目前已有10%～15%的成人完全符合临床失眠的诊断标准。众所周知，长期失眠不但会大大降低人们的工作效率和认知水平，还可能会导致出现心理障碍与精神疾病，有时焦虑、抑郁也就在不经意之间接踵而至了，而罹患焦虑与抑郁的患者同样也会出现不同程度的失眠，此三者相互交错，会大大影响患者的生理、心理健康。

为了避免长期失眠影响到人们的日常工作、学习、生活以及身体健康，临床上往往选择施以药物来改善睡眠质量，目前常用的治疗失眠的药物有苯二氮䓬受体激动剂、褪黑素受体激动剂、食欲素受体拮抗剂和具有催眠效应的抗抑郁药物等。

▶ 苯二氮䓬受体激动剂

苯二氮䓬受体激动剂可分为苯二氮䓬类药物（BZDs）和非苯二氮䓬类药物。

苯二氮䓬类药物可以非选择性结合在GABA受体A上的γ亚基，具有镇静、催眠、抗焦虑、肌肉松弛和抗惊厥的药理作用。代表性药物有艾司唑仑、阿普唑仑、咪达唑仑、氯硝西泮、地西泮、氟西泮、劳拉西泮等，大部分属于二类精神药品，而三唑仑属于短半衰期药物，成瘾性和逆行性遗忘发生率较高，已经被列为一类精神药品加以管理。

一般而言，三唑仑、咪达唑仑适用于入睡困难的患者，而地西泮、艾司唑仑、阿普唑仑、劳拉西泮适用于入睡困难或睡眠维持障碍的患者，氯硝西泮、氟西泮适用于睡眠维持障碍的患者。

苯二氮䓬类药物的不良反应主要表现为宿醉效应、日间困倦、肌张力减低、易跌倒、认知功能减退、呼吸抑制等，长期使用可能产生成瘾性，如果突然停药则会出现戒断症状及反跳性失眠（又称为：报复性失眠反弹）。此外，罹患重症肌无力、中重度阻塞性睡眠呼吸暂停综合征、重度通气功能障碍的患者禁用苯二氮䓬类药物。对于不少伴有焦虑、抑郁的失眠患者，苯二氮䓬类药物可以发挥显著的效果，但应该选择短、中效的药物，如阿普唑仑、劳拉西泮等。

非苯二氮䓬类药物对GABA受体A上的α_1亚基有选择性激动作用，主要发挥催眠作用，不良反应较BZDs为轻。代表性药物有唑吡坦、佐匹克隆、右佐匹克隆、扎来普隆等。其中，扎来普隆因其半衰期较短而适用于入睡困难的患者，而唑吡坦、佐匹克隆及右佐匹克隆则适用于入睡困难或睡眠维持障碍的患者。

非苯二氮䓬类药物相较于BZDs，次日的残余效应较弱，一般不会产生日间困倦，成瘾性也较低，但突然停药同样可能会出现一过性失眠，目前已经逐步成为治疗失眠的临床常用药物。

▶ 褪黑素受体激动剂

褪黑素主要参与调节睡眠觉醒周期，可以改善时差变化所导致的睡眠觉醒障碍、睡眠觉醒时相延迟障碍等昼夜节律失调性睡眠觉醒障碍。

褪黑素受体激动剂有雷美尔通、特斯美尔通、阿戈美拉汀等，事实上这些制剂并非安眠药物，也没有镇静的效果，只是能帮助人体调节生物钟，从而使人们产生睡意。其中，雷美尔通属于褪黑素MT_1和MT_2受体激动剂，能够缩短睡眠潜伏期、提高睡眠效率、增加总睡眠时间，可用于治疗以入睡困难为主诉的失眠以及昼夜节律失调性睡眠觉醒障碍者。特斯美尔通能缩短睡眠潜伏期、改善睡眠效率和睡眠维持，不良事件发生率与安慰剂相似。阿戈美拉汀既是褪黑素受体激动剂也是5-羟色胺受体拮抗剂，具有抗抑郁和催眠的双重作用，可以改善抑郁障碍相关的失眠，缩短睡眠潜伏期，增加睡眠连续性。

目前，褪黑素受体激动剂在使用时无成瘾性，且可用于已发生药物依赖患者的替代治疗。

▶ 食欲素受体拮抗剂

食欲素又称下丘脑分泌素，具有促醒作用。食欲素受体拮抗剂有Suvorexant、Lemborexant，可用于入睡困难和睡眠维持障碍，但目前国内使用较少。

▶ 具有催眠效应的抗抑郁药物

部分抗抑郁药物具有一定的镇静作用，对于出现失眠、抑郁、焦虑的患者较为有效。常用的抗抑郁药物有三环类的阿米替林、多赛平，选择性5-羟色胺再摄取抑制剂氟伏沙明、舍曲林，5-羟色胺和去甲肾上腺素再摄取抑制剂文拉法辛、米氮平片、曲唑酮等。

多赛平具有抗组胺作用，小剂量可以改善成年、老年慢性失眠患者的睡眠状况，耐受性好且无戒断作用。阿米替林可缩短患者入睡的潜伏期、减少睡眠中的觉醒、增加睡眠时间，但有体位性低血压、口干、心率加快、排尿困难等不良反应，老年患者和心功能不全患者应当慎用。氟伏沙明可以抑制褪黑素的降解，升高内源性褪黑素的浓度，从而改善抑郁、焦虑患者的睡眠状况。小剂量的米氮平片可用于睡眠表浅和早醒的失眠患者。小剂量的曲唑酮具有镇静作用，可以用于治疗失眠和催眠药物停药后的反弹性失眠。

▶ 中药的辨证治疗

服用镇静催眠药物有顾虑的患者，可以考虑先期服用汤药，但需要辨证治疗，常见的用于治疗失眠的中药饮片有酸枣仁、百合、柏子仁、珍珠母、远志等。当然，还可以考虑服用中成药，如朱砂安神丸、乌灵胶囊、复方枣仁胶囊等。

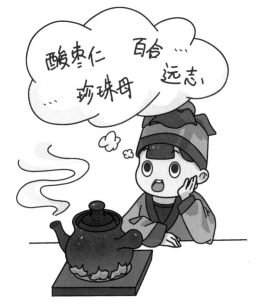

综上所述，对于特殊人群的用药请谨记4点：① 老年患者推荐使用非苯

二氮䓬类或者褪黑素受体激动剂。如必需使用苯二氮䓬类药物时则需要谨慎，因为此类药物有可能引起肌张力降低而增加跌倒的风险。② 妊娠期妇女在使用镇静催眠药物时需要更加谨慎，事实上大多数的苯二氮䓬类药物为D级或X级（即禁用级，孕妇禁服），安全性低。③ 哺乳期妇女需要考虑药物是否会通过乳汁分泌，并对婴儿造成影响，只有利大于弊时才能用药。④ 对于儿童用药，更应慎之又慎，因药物的依赖性和宿醉反应都会对儿童白天的记忆及反应力造成很大的伤害，即使是小剂量也存在不良影响。临床共识：对于小儿，只有在常规治疗方法效果很差时，方可考虑用药。

也请谨记以下6点合理用药点：① 在使用药物治疗失眠时，可根据患者自身的失眠状况和基础水平，及时就诊（以临床心理科为佳），选择适宜的药物。② 在使用药物治疗4周后，如仍旧出现失眠，建议复诊遵医嘱更换药物或者调整剂量。③ 药物治疗应从最小有效剂量开始，逐步加量，疾病症状改善后考虑停药时也需要缓慢进行，逐步减量，需历经较长的时间，以避免出现症状的反弹。该类药物的剂量即使是微小的变化都可能会导致药效和不良反应的诸多改变。④ 安眠药物大多有镇静作用，因而不宜在服用期间饮酒，此类药物如与酒同服非常危险。⑤ 对于需要经肝药酶代谢的镇静催眠药，需要考虑联合用药是否会影响药物的血药浓度，例如右佐匹克隆是通过CYP3A4代谢的，如同用CYP3A4诱导剂（如波生坦、卡马西平、糖皮质激素、奥卡西平、苯妥英钠、苯巴比妥、扑米酮、依曲韦林、利福平、圣约翰草、吡格列酮等）则可降低其血药浓度，进而降低其疗效。⑥ 对于由抑郁、焦虑引发的失眠，单纯性服用药物往往不能起到立竿见影的效果。药物结合心理的双重治疗才是临床的"王道"，"心病尚需心药医"，心病不祛除，是不可能单靠药物达到"一蹴而就"的治疗效果的。舒缓心情、减少压力、平和心态、改变生活习惯、改善日常环境，并佐以适宜的药物则事半功倍，此点至关重要！

恼人的过敏性鼻炎，
如何来攻克？

　　过敏性鼻炎是由于人体接触过敏原而产生的鼻部异常反应，主要表现为打喷嚏、鼻塞、流鼻涕、鼻痒等症状，喷嚏以清晨与睡眠时较为严重，部分患者还伴有眼睛发红、流泪等过敏性结膜炎的症状。过敏性鼻炎全球发病率10%～25%，可对人们的正常睡眠、学习、工作造成较大的负面影响，在季节交替的时候发作尤甚。目前应对过敏性鼻炎主要有远离过敏原、药物治疗、免疫治疗、手术治疗等手段。

　　理论上说找到过敏原、远离过敏原可以很好地防治过敏性鼻炎，但现实情况谈何容易。当过敏原不容易找到时，过敏性鼻炎可以通过减少充血剂、皮质激素类、抗过敏药物等来缓解与控制症状。减充血剂可以缓解鼻黏膜充血而引起的鼻塞症状，如伪麻黄碱、羟甲唑啉、麻黄素等，但由于此类药物可能在用药的过程中产生反跳性鼻充血，从而加重鼻塞症状，故一般不宜长期使用。

　　皮质类激素目前是治疗过敏性鼻炎的一类重要药物。主要通过抗炎作用发挥药效，相对于口服给药，局部用药（鼻喷剂）不但可减少药物的不良反应，还可以对症状达到有效改善与控制，被《过敏性鼻炎及其对哮喘的影响》指南推荐为过敏性鼻炎治疗的一线药物，常用的激素有布地奈德（雷诺考特）、丙酸氟替卡松（辅舒良）、糠酸莫米松（内舒拿）等。辅舒良适用于成人及12岁以上儿童，最佳疗效会在连续治疗的3～4天后出现，一般用药不超过7天。12岁以下儿童应在医生指导下使用，如需长期使用应定期地监测身高；雷诺考特适用于成人、6岁及6岁以上儿童；内舒拿适用于治疗成人、青少年和3～11岁儿童，分泌进血液中的药物浓度低，生物利用度仅0.42%，怀孕的鼻炎患者若短期用药也相对安全。

　　激素类药物发挥药效的时间各不相同，数小时、数天甚至2周都有可能。对于花

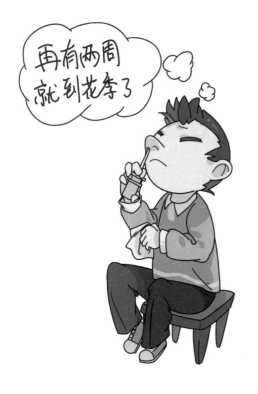

再有两周就到花季了

粉过敏的患者，可在花季来临前2周左右时间开始小剂量的鼻内给药，在花季结束后2～3周停药。在使用激素鼻喷雾剂时，用前应轻轻摇动、头微低并避免用力吸气。

用于过敏性鼻炎治疗的抗过敏药物有抗组胺药物、肥大细胞稳定剂、白三烯受体拮抗剂等。抗组胺药物可拮抗组胺与H_1受体的结合，从而有效地减少喷嚏、鼻痒、流鼻涕症状，但对于鼻塞症状无改善作用。第一代抗组胺药物对中枢神经系统的抑制较为明显，可引起困倦，常见的药物有苯海拉明、氯苯那敏等。第二代药物相较于第一代，中枢神经系统抑制作用较弱，有氯雷他定、西替利嗪等。新一代的抗组胺药物为第二代药物的活性代谢产物或光学异构体，既保持了镇静作用弱的优点，又无心脏的不良反应，如替卡咪唑、左旋西替利嗪等。肥大细胞稳定剂常用的为色甘酸钠，安全性较好，一般为预防用药，用药频次较高，患者的顺从性会变差。白三烯受体拮抗剂有孟鲁司特、扎鲁司特等，可改善鼻充血、喷嚏症状，提高患者的睡眠质量。

此外，抗胆碱类药物有异丙托溴铵，可以通过减少鼻炎时水样的分泌物，来缓解鼻溢液过多而引起的不适。

综上所述，目前过敏性鼻炎的主要治疗手段还是以药物为主，一线的治疗药物为激素类药物，对于急性发作或持续性症状疗效较好。抗组胺类药物对鼻塞无效果，肥大细胞稳定剂的效果则较弱，一般仅用于预防。减充血药物有反跳反应，不宜长期使用，一般用药不宜超过5天。抗胆碱类药物对于鼻溢液为主的症状疗效较好。在治疗过敏性鼻炎时，如单独用药不理想，可考虑联合用药，如抗组胺药物与减充血药物合用。

　　鼻子的解剖结构非常复杂，药物往往难以达到有效作用部位或者即使达到作用部位也难以形成有效的治疗浓度，因而当过敏性鼻炎的药物治疗效果不理想时，也可以考虑采用非药物治疗的手段如免疫治疗、物理治疗、手术治疗等。免疫治疗目前主要为特异性的皮下注射脱敏治疗，但是治疗时间持续较长，有一定的风险。物理治疗手段有激光治疗、微波治疗等方式。手术治疗可用于过敏性鼻炎伴慢性鼻塞，下鼻甲腺样增生、肥大时。

　　过敏性鼻炎病症迁延，症状反复发作，十分恼人。其实这种疾病的预防远胜于治疗，因药物治疗不良反应较大且效果不会立竿见影，故在日常生活中应尽量避免接触过敏原，如花粉、动物皮毛、粉尘螨等，同时还应谨防感冒及其他诱因。患者平时可用0.9%的生理盐水洗鼻子，坚持早晚各1次，类似于刷牙，养成习惯；发作期时可以用2%～3%浓度的高渗盐水洗鼻子，或再加用激素类鼻喷剂来缓解。

祛痰药的合理使用

为了避免细菌或病毒的空气传播，曾几何时在城市大街小巷中常见"禁止随地吐痰"的标语。事实上，人体的呼吸道中存在着黏液纤毛清除系统，发挥着积极的自体防御作用。黏液是由支气管黏膜上皮分泌腺体与杯状细胞所分泌，主要成分为水、蛋白质、脂类物质、矿物质和其他非蛋白质成分等，有很好的润滑呼吸道及协同呼吸道上皮纤毛机械运动的作用，可最终促使污物排出体外。

当气管和支气管受到刺激或者感染时，黏液的分泌量会大大增加，同时可能夹杂着异物、病原微生物、炎症细胞、坏死脱落的上皮细胞等，一旦超过了呼吸道纤毛的清除能力，就会形成痰液。正常情况下，痰液可刺激呼吸道的黏膜通过咳嗽反射排出体外，但有时痰液咳出并不那么顺利，会在呼吸道产生淤积，继而引起呼吸道感染的发生、发展和加重。为了顺利地将痰液排除，临床上祛痰药物的应用十分常见，尤其是对于有痰的咳嗽患者而言，并不是简单地使用镇咳药来进行治疗就能事半功倍的。

有痰咳嗽，给你开些祛痰和镇咳药

痰液不容易被咳出的主要原因是由于黏液中的黏多糖、黏蛋白增多，呼吸道黏膜的纤毛运动受损所致。而祛痰药是一类可以降低痰液的黏稠度或者加速呼吸道黏膜纤毛的摆动而使痰液易于被咳出的药物。祛痰药的应用可以促使淤积的痰液排出，从而降低其对呼吸道黏膜的刺激而间接地起到镇咳、平喘的作用，并有利于控制继发性感染。常见的祛痰药主要有刺激性、恶心性、黏痰溶解性祛痰药等。

刺激性的祛痰药有桉叶油、安息香酊等挥发性物质，对呼吸道有一定的刺激性，可以刺激呼吸道黏膜，甚至使之充血而增加黏液的分泌，且在稀释痰液的同时还有湿化气道的功效，从而使痰液易于被咳出。此类药物的主要问题是，一旦浓度过高会刺激咽、鼻、眼部等局部组织并引起疼痛、流泪、流涕等不适症状，一般只适用于急性呼吸道炎症初期，痰少而黏稠不易被咳出的患者。由于使用并不方便且存在刺激性，目前临床上应用较少。

恶心性的祛痰药可以在口服后刺激胃黏膜迷走神经，引发轻度恶心，反射性地兴奋气管-支气管黏膜腺体迷走神经，从而促进腺体的分泌，稀释痰液而使其容易被咳出。此类药物主要有氯化铵、愈创甘油醚、碘化钾等。但当该类药物剂量过大时，可出现明显的恶心与呕吐等不良反应。愈创甘油醚具有扩张血管平滑肌的作用，禁用于咯血、急性胃肠炎和肾炎患者。氯化铵一般是与其他止咳祛痰组分制成复方制剂，有利尿、酸化体液和尿液的作用，溃疡患者慎用，严重肝、肾功能不全者禁用。碘化钾适用于慢性支气管炎且痰液黏稠不易咳出者，活动性肺结核患者慎用，具有甲状腺疾病的患者则应根据病情，权衡利弊后使用。

以目前临床上最为常用的复方甘草合剂（棕色合剂）为例，它的主要成分为甘草流浸膏（末梢性镇咳药）、复方樟脑酊（中枢性镇咳药）、愈创木酚甘油醚、甘油（可使药物滞留于喉部并有滋润作用，对咽喉炎起辅助治疗作用，也是辅料）、浓氨溶液、乙醇（连同甘油一起保持该溶液的性状稳定）。患者用药后应当注意不要马上开车，否则有可能会被查到"酒驾"；用于上呼吸道感染时，也不宜与一些头孢菌素类抗菌药物合用，因为存在诱发"双硫仑样"毒性反应发生的可能，尤其是老年患者。

黏液溶解性祛痰药主要通过破坏裂解二硫键、裂解糖蛋白的蛋白质部分或使黏液中的酸性糖蛋白纤维发生断裂，从而发挥祛痰的作用。常见的药物有蛋白分解酶糜蛋白酶、舍雷肽酶，酸性蛋白溶解剂溴己新、氨溴索，二硫键裂解剂乙酰半胱氨酸、厄多司坦等。

糜蛋白酶对脓性和非脓性痰液均有效，常用0.05%的溶液雾化给药，严重性肝脏疾病患者、凝血功能障碍患者、不满12岁的患者及玻璃体不固定的创伤性白内障患者禁用，且不可静脉注射。舍雷肽酶（达先）活性较高，有较强的纤维蛋白和纤维蛋白原溶解作用。但与抗凝剂，如华法林合用时，可增强其抗凝作用，有导致出血的可能，故需严密观察，慎重用药。

溴己新（必嗽平）可使酸性蛋白纤维发生断裂，还有一定的恶心性祛痰作用，主要用于慢性支气管炎、支气管扩张、矽肺等有白痰不易咳出患者，但存在一定的胃肠道不良反应，故溃疡患者应慎用。氨溴索（沐舒坦、兰苏）为溴己新的衍生物，有降低痰液黏度、促进支气管上皮细胞修复、改善纤毛摆动的功能，并有增加抗菌药物局部渗透的作用，可口服、静脉或雾化吸入给药。其祛痰作用强于溴己新，日极限剂量90 mg，目前临床上超剂量使用的现象较为常见，但缺乏循证医学依据。

乙酰半胱氨酸（富露施）可以裂解糖蛋白多肽链间的二硫键，分解糖蛋白，从而使黏液液化，有对抗炎性损伤和对抗脂质过氧化的作用，适用于大量黏痰阻滞而引起的呼吸困难、术后咳痰困难及各种原因所引起的痰液黏稠患者。另外，该药有逆转肺间质纤维化的作用，但部分患者可出现呛咳、支气管痉挛等症状，故支气管哮喘患者应慎用。厄多司坦（坦通）同样具有裂解二硫键的作用，可调节黏液的溶解，并能够明显地增加局部抗菌药物浓度，广泛用于慢性支气管炎、支气管扩张、肺炎等疾病。

其他作用机制的祛痰药物还有桃金娘、高渗盐水、高渗碳酸氢钠和部分中草药等。桃金娘油（吉诺通）可以通过促进气道的黏液分泌、改善黏液pH、促进纤毛摆动来祛痰，并产生抗炎杀菌的作用，可用于支气管扩张、慢性阻塞性肺炎等。高渗的氯化钠可以湿润气道，刺激黏膜分泌黏液，吸入水分并使黏液稀释。高渗碳酸氢钠所创造的碱性环境可降低黏痰的吸附力，高渗作用同时可以吸入水分使黏液稀释。中草药中具备祛痰作用的有白芥子、天南星、前胡、白前、桔梗等。

祛痰药的种类很多，发挥祛痰作用的机制亦各不相同，临床上用药应当做到有的放矢，对症给药。恶心性的祛痰药能引起恶心、呕吐，剂量不可过大。黏痰溶解剂多用于急、慢性呼吸道炎症并伴有黏痰不易被咳出的患者。另外，对于术后有痰且较难咳出者，也可以选用黏痰溶解剂。在用药时还应注意药物之间的配伍禁忌，妊娠药物分级等。事实上，临床上对于痰多的咳嗽患者，祛痰、止咳应当并举，某种意义上说，甚至祛痰重于止咳。

同类药物可以替换吗？

> 同"族"药物，就是同类药物的通俗说法，即具有相似化学结构和相似药理作用的药物，如沙坦类降压药（血管紧张素受体拮抗剂ARB）、普利类（血管紧张素转换酶抑制剂ACEI）、地平类（钙离子拮抗剂CCB），他汀类降脂药，治疗慢性胃炎常用的拉唑类（质子泵抑制剂PPI），磺脲类降糖药物等。
>
> 当同族药物中的某一种药效不佳、出现不良反应且患者不能耐受或者由于市场供应紧张而药品短缺时，有些患者可能会想当然地换用同族的其他药物。那么，同族药物之间是否可以随意替换，又有哪些需要注意的合理用药知识点呢？

▶ 药物"不应期"内，不宜马上换药

事实上，药效的凸显并非都是立竿见影的，有些药物需要较长的时间来"酝酿"，即所谓的药物"不应期"。例如抑郁焦虑患者进行药物治疗时，往往需要4周左右才能显效。又如，他汀类降脂药物一般需要2～4周才能起效，CCB类降压药物的不应期为4周，而ARB和ACEI类降压药则为2周。这种情况下切不可认为药物不灵就随意更换同类药物！只有患者的治疗剂量已经达到个体可以耐受的最大剂量或者已经足量足疗程给药后还没有出现明显的效果时，方可考虑换药。

▶ 药物疗效不佳可以替换同类药品吗

在考虑了"不应期"的因素之后，药物治疗效果不佳时，确实可以考虑换药，但是否可以换用同"族"药物，存在不确定性。例如对于失眠的患者而言，首选短、中效的苯二氮䓬类受体拮抗剂（BZRAs），如地西泮、劳拉西泮、氯硝西泮等，如初始

药物无效时，则优先考虑选用同类药物中的其他品种。

同"族"药物，药理作用相似，但药效却存在着或大或小的差别。例如他汀类药物的起始剂量均会产生较好的降脂作用，但不同的他汀类药物降胆固醇的作用存在差异，其中阿托伐他汀、瑞舒伐他汀为高强度，其他则为中等强度，详见附表。事实上，当一种中等强度的他汀类药物疗效不佳时，增加药物剂量虽然可能降脂效果会有所增强，但不良反应与用药成本都会相应增加（据统计，他汀类药物的剂量加倍，低密度脂蛋白胆固醇，即 LDL-C 进一步降低的幅度仅约 6%）。这种情况下，可以考虑更换降脂强度更高的他汀类同"族"药物。

他汀类药物降脂强度比较

降胆固醇强度	药物及其剂量
高强度（每日剂量可降低 LDL-C ≥ 50%）	阿托伐他汀 40 ～ 80 mg[a] 瑞舒伐他汀 20 mg
中等强度（每日剂量可降低 LDL-C 25% ～ 50%）	阿托伐他汀 10 ～ 20 mg 瑞舒伐他汀 5 ～ 10 mg 氟伐他汀 80 mg 洛伐他汀 40 mg 匹伐他汀 2 ～ 4 mg 普伐他汀 40 mg 辛伐他汀 20 ～ 40 mg 血脂康 1 ～ 2 g

注：[a] 阿托伐他汀 80 mg 国人经验不足，请谨慎使用

相反的例子是，因为同"族"药物存在着不同的适应证，例如 β 受体阻滞剂阿罗洛尔有治疗原发性震颤的特异性适应证，如果患者觉得疗效不佳去更换其他 β 受体阻滞剂，如美托洛尔、比索洛尔等，则无相应的治疗作用。

▶ 出现不良反应换同类药可行吗

服用药物后出现不良反应，能否用同类药物来替换呢？理智的做法应当是首先考虑出现的不良反应是否为此类药物所共有。举个例子，某些药物，如头孢类抗菌药物

或者磺胺类抗菌药物，本身存在交叉过敏性，一种药物过敏再去选用同"族"药物，则很有可能会出现类似的过敏症状，这种情况就不能同类更换。此外，又如ACEI类降压药物常见的不良反应为夜间干咳，这主要是因为患者体内缓激肽水平因药物发生变化所致，且亚洲人群本来缓激肽的水平就高，因而咳嗽也较为多见，且经常出现于用药的初期，如果患者不能耐受则应该改用ARB类降压药物，而不能寻求同类其他的ACEI替换。还有，CCB类药物可引起面部潮红、脚踝水肿，硝基咪唑类抗菌药物存在口腔金属味等不良反应，同族替换也不妥当。事实上，很多同类药物的不良反应较为相似，当患者出现共有的不良反应时，如果不能耐受，一般应换用其他种类的药物，并非同类药物之间进行替换。

▶ 药物断货、缺货了怎么办

药品原材料短缺或其他因素导致药品断货、缺货时，可首先考虑更换不同厂家的同种药物。例如，某种进口药物供应不畅时，同种的国产药物就可以很好地完成"接力棒"，事实上目前很多国产药物都通过了国家层面的一致性评价，药效和不良反应都是有保障的且价格更加便宜。反之，如果没有不同厂家的同种药物替代，则可以用同"族"里的其他药物来替代。

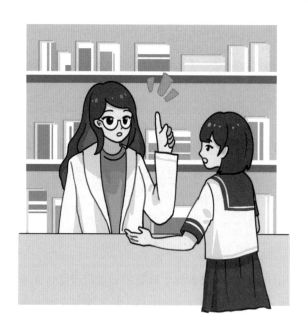

▶ 药品买错了换不换

现实生活中，患者也可能由于药品的名称相似而买错药物，怎么办？请参考：① 如果两种药物之间不存在明显的药效和不良反应的差别，有时还是可以替换的。例如将奥美拉唑买成了艾司奥美拉唑，将氨氯地平买成了左旋氨氯地平，就可以继续服用，因为艾司奥美拉唑与左旋氨氯地平分别为前者的异构体，一般不会影响药效。② 有些情况，例如将比索洛尔买成了普萘洛尔，那对于哮喘、肺功能低下的患者就应该及时纠错，因为比索洛尔对于 β_1 受体具有高选择性，对肺功能的影响小于非选择性的 β 受体阻滞剂。再如，将瑞舒伐他汀买成了氟伐他汀，由于氟伐他汀的降脂效果弱于前者，则需更换。③ 事实上，是否需要纠错，应考虑是否对疾病产生不利影响或者与同服的其他药物之间是否存在明显的相互作用等，"专业的人做专业的事"，及时咨询医生和药师非常重要。

▶ 怎样替换同"族"药物

对于失眠症的治疗，当推荐治疗剂量无效时，可以更换另外一种短、中效的BZRAs。但替换药物时，需要逐渐减少原有药物的剂量，给予的新药也需要逐渐加量，即缓缓减量、缓缓加量、维持稳态，至少需要2周的时间来完成换药。抗抑郁药的替换方法也应参照此施行，骤停药物或者随意更换、随意加减剂量都是不可取的，结果只能是降低药效和加大不良反应的发生和发展，后患多多！PPI的半衰期均较长，胃酸过多治疗选用一种PPI后，如需要更换其他PPI，仍应按照晨起餐前服用或睡前服用的方法。

但注意，更换药物的时候一定要考虑药物的剂型及剂量的关键因素。例如硝苯地平控释片，每日1次服用即可，而硝苯地平普通片则需要每日3次服用。氨氯地平片的常规剂量为每日5 mg，更换为左旋氨氯地平则仅需每日2.5 mg。阿司匹林肠溶片更换为阿司匹林普通片时，服用的时间点也应作相应调整，肠溶片为空腹服用，而普通片则为餐后服用。

对于同时服用多种药物的患者而言，替换药物时，还需要考虑药物之间的相互作用。例如，不同的PPI对于细胞色素酶CYP2C19的抑制强度存在差异，奥美拉唑、兰索拉唑、艾司奥美拉唑对于CYP2C19的抑制作用较强，可能会与经CYP2C19代谢的药物产生相互影响，比如会抑制同服的氯吡格雷的抗血小板聚集的作用，而雷贝拉唑与泮托拉唑对CYP2C19的抑制作用较弱，因而更加适宜于联合用药。他汀类药物的代谢途径存在差异，更换时也需要注意，例如普伐他汀经CYP3A4代谢较少，如更换为经CYP3A4代谢的阿托伐他汀时，则可能与患者本身服用的其他经CYP3A4的药物发生相互作用，进而产生不良反应。

同"族"药物的作用受体可能也存在着差异，例如普萘洛尔、美托洛尔、比索洛尔、阿替洛尔等，虽然都属于β受体阻滞剂，但有些具有选择性，如比索洛尔、美托洛尔选择性作用于β₁受体，而拉贝洛尔对β₁、β₂受体无选择性。故冠心病合并慢性阻塞性肺疾病的患者，一定要使用选择作用于β₁受体的阻滞剂。更换药物时，要充分考虑药物的药理特性，千万不能想当然盲目为之。

综上所述，同"族"药物虽然药理作用类似，但是适应证、药物代谢与药效强度可能都存在差异，剂型可能也不同，联合用药的情况更加复杂，因此更换药物时需要格外谨慎，应咨询医生或药师后根据实际情况来设计个体化方案，综合考量。谨记：无知而无畏，自行其是想当然地换药，后果很严重！

退热药，选用有诀窍

退热药作为家庭药箱中的常备药，以非甾抗炎药如对乙酰氨基酚、布洛芬、阿司匹林、吲哚美辛等最为常用，其中安全性较高的对乙酰氨基酚和布洛芬为世界卫生组织（WHO）所推荐使用。退热药的常见剂型为口服固体制剂、口服液体制剂及外用栓剂。退热药虽多为OTC类药品，但由于缺乏医生或药师的指导，人们在面对不同退热药时，选择和使用上可能存在着一定的误区。

▶ 发热

发热是人体的自我防御机制之一，故发热时，立马使用退热药是不适当的。当体温低于38.5℃时，发热会使人体温升高、代谢加快、免疫力提升，不利于病原微生物的生存，从而对机体有一定的保护作用，一般不需服用退热药，可采用物理降温疗法如湿毛巾擦拭、冰敷等方法降温，同时适量地多喝水，以加速代谢，进而帮助退热。当体温高于38.5℃时，代谢过快会导致人体消耗明显增加，严重者甚至会出现昏迷、肝、肾功能损伤，儿童则可能出现高热样抽筋、惊厥，神经系统受损等不良后果，此时需服用退热药，必要时可结合物理退热疗法，同时也要多喝水。

▶ 常用药

1. 对乙酰氨基酚

对乙酰氨基酚又叫扑热息痛，属于乙酰苯胺类解热镇痛药，是目前解热、镇痛、抗感冒的常用药物之一，为WHO所推荐的两种且儿童使用也较为安全的解热镇痛药物之一，正常剂量下可以放心地用于成人及儿童的退热和抗感冒，且用于儿童时大多采用混悬剂。

正是因为对乙酰氨基酚疗效确切、口服吸收快、常用剂量安全可靠，故全球范围内大多数国家都将其作为非处方药来管理及使用。在我国，多种西药及中成药中均含有对乙酰氨基酚，如临床上常用的散利痛、日夜百服宁、白加黑、泰诺林、感冒灵颗粒等，有100多个品种，可谓"良药"。然而，有时良药也会暗藏"杀机"，如果使用不当，对乙酰氨基酚也有可能成为危害生命健康的"毒药"。

近年来，美国FDA多次警告，过量服用对乙酰氨基酚会导致肝功能衰竭甚至死亡，高危人群包括在24小时内服用超过处方规定剂量的患者，同时服用超过一种含对乙酰氨基酚成分药物的患者，以及在服用含对乙酰氨基酚成分药物时饮用含酒精饮料的患者。那么，作为"良药"的对乙酰氨基酚，为何会"伤肝"进而成为"毒药"呢？

20世纪80年代，科学家就已经揭示出了对乙酰氨基酚的代谢过程。正常情况下80%～95%的药物在肝脏直接代谢失活并随尿液排出体外，少量药物则易被肝脏代谢活化为具有毒性的N-乙酰苯醌亚胺（NAQPI）。当对乙酰氨基酚的剂量正常时，NAQPI完全可以被肝脏的解毒物质还原性谷胱甘肽分解而无毒化。但肝脏作为处理大多数外来药物的重要"加工厂"，能力是有限的，当对乙酰氨基酚摄入过量，NAQPI大量生成，还原性谷胱甘肽耗竭，肝脏就会受损，当肝脏受损且超过了自我修复能力时，悲剧就不可避免地发生了。所以说，正常的用法用量下的对乙酰氨基酚是"良药"，而大剂量、长时间、不合理地使用对乙酰氨基酚就会使其成为"毒药"，因而对乙酰氨基酚"量"的概念至关重要。以下是对乙酰氨基酚使用的注意事项。

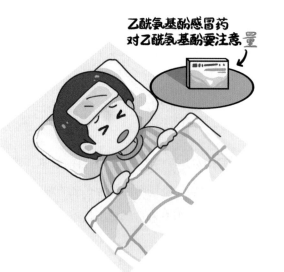

乙酰氨基酚感冒药
对乙酰氨基酚要注意量

（1）有人因感冒严重，发热，一天内多次服用对乙酰氨基酚，希望能快速痊愈而不影响工作，结果发生肝衰竭。对乙酰氨基酚一般推荐每日用量不宜超过2 g，而FDA明确指出日极限剂量为4 g。

（2）有人一旦感冒，会同时使用2种及2种以上的感冒药。这些药物可能都含有对乙酰氨基酚，不知不觉中导致重复用药，摄入过量，引起肝损。

（3）有人大量饮酒后服用对乙酰氨基酚，剂量不大也会导致肝损。其实，服药时饮酒，即使剂量不大，但乙醇会诱导肝细胞药物代谢酶，加快NAQPI的生成，短时间内即达到中毒剂量，导致肝损。

（4）对乙酰氨基酚被儿童误服而导致肝损。因为儿童的肝脏发育不完全，用药时更要慎之又慎。

2. 布洛芬

布洛芬是一种常用的解热镇痛消炎药，临床上主要用于治疗关节疼痛、神经痛、痛经及其他疾病所引起的疼痛。它和对乙酰氨基酚（扑热息痛）、阿司匹林、双氯芬酸成为我国解热镇痛药物市场上的四大支柱产品。

布洛芬在临床应用中是公认的安全有效的解热镇痛药物之一。目前在以布洛芬为主药的制剂中有13个品种被列入了我国的非处方药目录范围，是制剂品种最多的非处方解热镇痛药物之一，安全性相对较高。

布洛芬的广泛使用源于它有以下突出的优点。

（1）相对比较安全：目前退热药物主要有3种：一种是布洛芬，一种是对乙酰氨基酚，还有一种是阿司匹林。WHO、美国FDA现阶段仅推荐布洛芬、对乙酰氨基酚作为安全有效的解热药物在儿科使用。可见在正常合理用药的前提下，它是可以放心服用的。不过，感冒发热最好的治疗方法是让患儿休息、喝水，采用物理降温的方式，例如暴露肢体、枕冷水袋、湿毛巾擦拭或外敷降温等，只有在这些方法均不奏效，体温超过38.5℃的情况下，才会建议使用退热药。

（2）对于持久高热疗效较好：高热在临床上属于危重症范畴，同为退热药，在体温高于39.2℃时，布洛芬比同等剂量的对乙酰氨基酚更有效，且退热时间较之更持久。正因为有此特效，布洛芬在大多数情况下可用于持续高热不退的治疗。

与阿司匹林相比较，布洛芬退热作用相似但更持久，但胃肠道不良反应却较轻，患者更易耐受，可谓优势明显。

（3）镇痛作用强大，比阿司匹林好16～32倍：布洛芬的优点还在于其优越的镇痛作用，比阿司匹林强16～32倍，常用于各种关节炎、牙痛、术后疼痛及癌症的止痛。布洛芬能抑制使"痛感"放大的前列腺素（PG），PG与机体疼痛、致热、炎症反应有关，可致局部组织充血、肿胀、发热，使"痛感"信号放大，而布洛芬能抑制体内的环氧化酶（COX），进而抑制PG的合成，以此来止痛。另外，布洛芬还可以抑制白细胞活动及溶酶体释放，从而降低局部周围神经对缓激肽等致痛物质的痛觉敏感性，该点也有助于止痛。

正是由于上述提到的布洛芬的巨大优势，致使很多患者甚至临床医生都倍加推崇，乃至盲目使用布洛芬。布洛芬解热镇痛效果良好、不良反应小且仅限于轻度消化不良、皮疹、转氨酸升高等，并且极为少见；药典也推荐患者在不能耐受阿司匹林、保泰松等药物的不良反应时，用布洛芬取而代之；作为非处方药物，布洛芬在获取上更为便利。

然而，经过长时间的临床应用发现，不合理使用布洛芬会造成严重的不良后果，尤其是在长期或超量使用时其不良反应会显著增加。美国《时代周刊》在关于布洛芬的报道中称既要肯定布洛芬的疗效，又要重新认识其不良反应——长期服用会造成肾功能衰竭。美国的《医学年鉴》也指出，在使用过布洛芬的人群中有1%会发生肾功能衰竭。另外，霍普金斯大学的专家们，在观察了120例轻度肾病患者后发现其中30例有超量或长期使用过布洛芬的用药史，并由此而引发肾功衰竭，另外20例使用非医生处方剂量的布洛芬后，发生过有害的肾反应，但是他们的肾功能都在停药后逐渐恢复。这一研究也提示我们，布洛芬有可能会造成肾功能的损害。

此外，患者的个体差异会严重影响布洛芬的使用，以下患者不适宜使用布洛芬。

（1）过敏性鼻炎、哮喘、鼻息肉者：患有过敏性鼻炎、哮喘、鼻息肉的人，在初次使用布洛芬时应谨慎。因为布洛芬有诱发支气管痉挛的潜在作用，可加重或诱发哮喘，中、重度哮喘儿童更应禁用。

（2）肾功能不全者：布洛芬只可作为解热镇痛药物短期服用，若长期大量应用布洛芬后可能会发生肾功能损害。所以，肾功能不全者应慎用布洛芬。

（3）血友病或其他出血性疾病：布洛芬可使出血时间延长，或加重出血倾向，所以血友病或其他出血性疾病的患者，应慎用布洛芬。

（4）心功能不全、高血压、水肿患者及周身性红斑狼疮患者：服用布洛芬有导致患者发生水钠潴留和水肿的可能，而红斑狼疮患者在服用布洛芬后发生过敏反应的危险性也非常高，因而需慎用。

（5）体弱多病者及老年人：老年人须谨慎使用布洛芬，主要是因为老年人体质下降，可能伴有动脉硬化、心功能不全、肝肾功能减退等情况，即使服用正常剂量的布洛芬，出现药物不良反应的可能性也会加大。

（6）有消化道溃疡病史或有潜在的消化性溃疡患者：虽然布洛芬导致的胃肠道不良反应相对较小，但仍需谨慎，使用布洛芬可能会产生新的溃疡，所以有消化道溃疡病史或有潜在危险因素的患者应谨慎使用。

（7）其他：孕妇、哺乳期的妇女和其他对非甾体抗炎药过敏者不宜服用布洛芬。

除了选择不同药物，选用剂型时也需谨慎。

▶ 剂型选择

1. 口服退热固体制剂

口服退热固体制剂作为退热药的常用剂型服用最为方便，一般适用于吞咽能力正常的各个年龄段的人群，但孕妇除外。在服用时，应遵医嘱或按说明书推荐剂量服用，不可擅自增加用药剂量或短时间内重复用药，以免产生胃肠道不良反应或累及肝脏。值得一提的是，儿童用药常常需要根据体重进行剂量调整，与液体制剂相比，片剂不易根据体重进行剂量的准确调整。

2. 口服液体退热制剂

口服液体退热制剂一般有溶液剂如对乙酰氨基酚口服溶液（泰诺林）和混悬剂如布洛芬混悬剂（美林），为儿童常用，剂量易调整。服用混悬剂时，应预先摇匀，防止药物分布不均，造成剂量不准。在使用退热滴剂尤其是混悬滴剂后，应及时将滴管清洗干净，以防止滴管内残留的滴剂堵塞滴管或造成下次取药时剂量不准。另外，液体制剂在服用了以后，下次再用前应拧紧瓶盖并放冰箱冷藏（2～8℃），但保存超过半年可导致药效降低也应及时更换。

3. 外用退热栓剂

外用退热栓剂有对乙酰氨基酚栓、布洛芬栓、吲哚美辛栓、阿司匹林栓等，儿童退热时应使用对乙酰氨基酚栓或布洛芬栓。选用栓剂时，应注意塞药的深浅，如塞药较深（距肛门口约6 cm）药物会先达肝脏而大部分被灭活。塞入较浅（距肛门约2 cm）时，则可避免肝脏的首过效应，到达作用部位起效，但之后还是要通过血液循环到达肝脏而被代谢灭活。在这一阶段，口服药和栓剂走的是相同的代谢途径，也就是说，通过栓剂吸收的药物最终也需要肝脏代谢解毒，过量使用同样会伤肝，因此"栓剂的不良反应比口服小，不伤肝"的说法不正确，只有严格按说明书推荐剂量使用才是王道，超剂量使用都会伤及肝脏。栓剂的优点在于，对于服药后易呕吐、吞咽困难、昏迷的患者、哭闹不愿服药的儿童，仍可给药；可降低药物对胃部的刺激性等。缺点在于：剂量不易调整；给药不方便；多次用药可刺激肛门；易引起腹泻等。

▶ 使用注意

一般退烧药起效时间在30分钟到2个小时，用药间隔为6～8小时，最短时间间隔不低于4个小时，24小时内不超过4次。若短时间内重复多次服用退热药或单次大剂量用药，往往会引起大量出汗导致脱水、虚脱，同时也可能会加大退烧药的不良反应。在退热药的选择上，应尽量只使用一种退热药，以降低合并用药后不良反应的发生风险，同时便于在发生不良反应时，寻根溯源。在服用复方制剂时，应注意其中是否含有与退热药相同的组分，以避免重复用药，例如：在服用含退热成分对乙酰氨基酚的日夜百服宁缓解感冒症状时，再服用对乙酰氨基酚控释片（泰诺林）则可能造成重复用药而导致剂量过大。

对于儿童而言，一般首选不良反应较小的对乙酰氨基酚或布洛芬作为退热药，若服用一种药物出现呕吐或持续高热不退时，一般可考虑在4～6小时后换用另外一种。

值得注意的是，退热药仅可治标，并不能根除引起发热的病因，连续服药3天后如仍有发热症状，应及时就医。

小儿使用抗菌药物的 "宜"和"忌"

新生儿和小儿具有和成年人不同的生理特点，使用抗菌药物时，易出现与成人相异的各种药物不良反应。因此，家长在带小儿就诊时除不要主动要求医生给小儿使用抗菌药物外，还应留个心眼，搞清楚小儿使用抗菌药物的"宜"和"忌"。

▶ 慎用或不宜使用的抗菌药物

（1）头孢菌素类：第一代头孢菌素儿童不可大剂量使用。因为此类药物肾毒性较大，可引起小儿血尿、肾组织坏死。第三代头孢菌素的头孢曲松偶可致婴幼儿胆结石，但停药后可消失。头孢菌素与高效利尿药或氨基糖苷类合用肾损害显著增强，与乙醇（即使很小量）联合应用时，可引起体内乙醛蓄积，使其显"双硫仑样"反应。

（2）氨基糖苷类：链霉素、庆大霉素、卡那霉素、丁胺卡那霉素均有耳毒性、肾毒性，可引起永久性耳聋，6岁以下儿童一般禁用。如病情需要使用应减量，疗程不超过7天。

（3）四环素类：该类药物肝肾损害大，还可沉积于牙齿和骨骼中，造成牙齿黄染，俗称"四环素牙"。与骨中的钙结合抑制婴儿的骨骼生长。影响婴幼儿骨骼正常发育，因此8岁以下儿童应禁用。

（4）氯霉素类：氯霉素早产儿和新生儿应禁用，儿童慎用。因为此药易引起早产儿和新生儿循环系统衰竭，即"灰婴综合征"。此药还可抑制骨髓造血，导致儿童发生不可逆性再生障碍性贫血。

（5）磺胺类：此类药物能引起早产儿和新生儿黄疸、粒细胞减少等。对体内葡萄糖-磷酸脱氢酶缺乏的乳儿还可致正铁血红蛋白血症和溶血性贫血，应禁用。因易引起结晶尿，幼儿使用应注意大量饮水。

（6）大环内酯类：罗红霉素、琥乙红霉素有肝毒性、听觉障碍、过敏等，使用时应注意剂量。

（7）万古霉素：主要用于耐药的金葡菌感染，但有肾毒性、耳毒性，肾功能不全及年幼儿慎用。

（8）喹诺酮类：该类药物动物实验可引起动物软骨损害，故美国FDA及我国禁用于18岁以下儿童。

（9）其他类：抗真菌类药对肝、肾功能损害大，慎用。乙胺丁醇婴幼儿应禁用。

▶ 可以使用的抗菌药物

新生儿和儿童的肝、肾功能发育尚不完善，肝酶的分泌不足或缺乏，肾脏的清除功能亦差。事实上，适宜用于儿童的抗菌药物只有青霉素、二代和三代头孢菌素（例如头孢呋辛、头孢噻肟）、阿奇霉素等寥寥几种，而且急症期间使用的时间一般不超过5天，使用剂量必须严格按照儿童剂量计算，并注意观察有无过敏等不良反应。磷霉素是一新型的广谱抗菌药物，属快速杀菌剂，主要通过抑制细菌细胞壁的早期合成，使其合成受阻而杀菌，对于儿童相对安全。

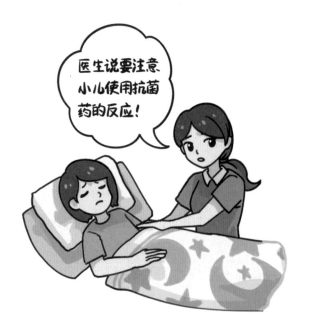

小儿在使用抗菌药物时，把他们看成成人用药的缩影，造成儿童用药成人化是完全错误的。一方面应该严格遵守医嘱，不过度、过量使用抗菌药物，不频繁更换抗菌药物；另一方面使用抗菌药物时不要临时减量，或者停一段时间用一段时间，必须达到治疗目的之后再停药。用药期间，家长应注意观察小儿用药反应，必要时进行血药浓度监测。一般不预防使用抗菌药物。

▶ 小儿使用抗菌药物剂量计算方法

临床上，小儿使用抗菌药物一般是根据其体重和病情严重程度计算。目前，常用计算剂量的方法有3种。

（1）按体重计算剂量（最基本的方法）：每日（次）剂量＝患儿体重（kg）×每日（次）每千克体重所需药量。

（2）按体表面积计算（由于许多生理过程，如心搏出量、基础代谢等与体表面积关系密切因而更准确，但相对复杂）：<30 kg小儿的体表面积（m^2）＝体重（kg）×0.035＋0.1；>30 kg小儿的体表面积（m^2）＝【体重（kg）−30】×0.02＋1.05。

（3）按年龄计算和成人剂量折算等方法。

风油精的 12 大妙用

"网红"药物扑尔敏

牙膏中的氨甲环酸，"药效助手"还是"日常杀手"？

拉唑类和替丁类，治疗胃酸哪个强？

止咳药物哪家强？对症下药才恰当

……

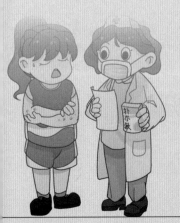

风油精的12大妙用知多少?

《中成药通用名称技术指导原则(征求意见稿)》的出台,引起了业内不小的风波。意见稿指出,中成药通用名称应科学、明确、简短,不易产生歧义和误导,避免使用涩语言。中成药名称一般不采用人名、地名、企业名称命名,也不应用代号命名。中成药也不应采用"宝""灵""强力""速效""精"等溢美之词,避免暗示、夸大功效。于是,很多常用药名称被公众提出质疑,风油精不能叫"精"了?云南白药是否需要改名……且不说名称会如何改变,风油精作为市场上最常见、常用的中成药,有着悠久的使用历史,被大众广为接受。今天我们就来谈谈,风油精在生活中的妙用。

风油精是大家都比较熟悉的家庭常备药物之一,主要功用为清凉、止痒、止痛、驱风,用于蚊虫叮咬,伤风感冒及引起的头痛头晕,晕车不适等,有相当长的应用历史,日常生活中亦较为普遍。以下来介绍一下风油精药用方面的具体妙用及注意事项。

▶ 风油精的3大组分及作用

风油精是由薄荷脑、桉叶油、丁香粉、樟脑、水杨酸甲酯,香油精等组成的油状液体药物。配方来源一说是旧社会时由西方资本主义列强传入我国,也有说是爱国东南亚华侨发明的,目前已较难考证和查实。药用主要成分中:① 桉叶油可作为吸入剂用于呼吸系统疾患,特别是上呼吸道感染,而慢性支气管炎患者内服后有祛痰作用,哮喘发生时既可内服又可吸入。桉叶油还可用于某些皮肤病,并作为创面、溃疡、瘘管的冲洗剂;如内服,有驱钩虫的作用,且具备轻度的收敛性质;而挥发油则有驱风作用，从消化道吸收，部分由呼吸道排泄。此外，桉叶油尚可用作除臭剂及神经痛患者的镇痛药，有人认为蓝桉叶甚至具有局部麻醉作用。② 薄荷脑是芳香药、调味药及驱风药。可使皮肤或黏膜产生清凉感以减轻不适的感觉，主治疼痛，为薄荷素油中得到的一种饱和的环状醇，又名薄荷醇。③ 水杨酸甲酯具有局部刺激作用，可促进局部血液循环，外用或局部涂擦可产生皮肤血管扩张、肤色发红等刺激反应，并反射性地影响相应部位的皮肤、肌肉、神经及关节，起消肿、消炎和镇痛作用，亦有止痒之效。

► 风油精的12大妙用

（1）治痱子：夏天在洗澡水中滴上几滴风油精，会非常清爽舒适，反复数日后痱子可逐渐消退，没生痱子的人用含风油精的洗澡水洗澡也可起到预防痱子的作用，需要注意的是婴儿的皮肤娇嫩，使用的量应为成人用量的1/3。

（2）治腹痛：将风油精数滴滴在肚脐（神阙穴）内，用止痛膏布或普通胶布覆盖，可起到祛寒止痛的作用。此法对于因受风寒、过多吃冷饮等引起的寒性腹痛效果更好。

（3）治烫伤：对于小范围轻度烫伤，如无皮肤破损则可将风油精直接滴在烫伤部位上，每隔3～4小时滴1次，若发水疱，可先挑破，再涂风油精，最后涂金霉素眼膏，效果会更好。此法治疗轻度烫伤，止痛效果明显且不易发生感染，皮肤恢复也很好，不遗留瘢痕。但应注意：严禁用于深Ⅱ°以上的烫伤。

（4）治脚癣：用温水将脚清洗干净，擦干，如有水泡，先用针将其刺破，然后用药棉吸净，再用风油精每日1～4次涂擦患处，一般3～5日即可见效。

（5）治口角溃疡：建议在刷牙漱口后，在患处涂风油精，每日2次，若临睡前加涂1次则效果更佳，需要注意的是孕产妇、新生儿不宜使用。

（6）治疗咽喉肿痛：倒风油精3～5滴于汤匙内，慢慢咽下，尽量让风油精停留于咽喉部一些时间，往往效果会更好，对于干咳引起的喉痛也有一定的效果。注意儿童及老年人需适当减量，久服可能会有成瘾性。

（7）治疗肛门瘙痒：凡由痔疮、肛裂等引起的瘙痒，先用温水洗净患处，再用药棉蘸风油精少许，在肛门周围涂擦，可奏效。注意：如是小儿患者，在治疗中应根据患儿年龄的差别，将风油精稀释1～2倍，以减轻对肛门黏膜的刺激。

（8）治疗冻疮：天寒地冻，很多人都会生冻疮。在冻疮未破时，将风油精均匀地涂在患处，有止痛消肿的作用，每日2～3次，一般2～3天可痊愈。注意：如果冻疮已经溃破，则不宜使用。

（9）治疗鸡眼：将患处硬茧削去，用药棉将适量风油精敷上，并用胶布固定。每日换1次，连用15天左右鸡眼可自行脱落。

（10）治疗因为风湿引起的咳嗽：可用风油精少许涂于天突穴上，能祛风镇咳。

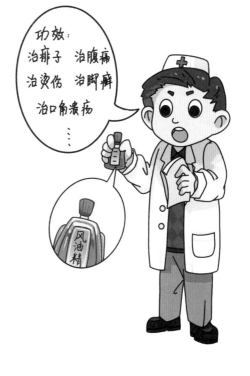

（11）小儿退烧：以风油精1 mL加冷开水20～30 mL稀释，涂擦于高热患儿四肢两侧、背部、腋下、腹股沟及四肢关节屈侧等处可以使体温下降。

（12）其他：除了上述治疗、保健作用外，风油精还具有用来洗手去除鱼腥味及其他异味，作为溶剂去除污渍、指甲油等功效。

▶ 风油精的3大注意事项

风油精虽然妙处多多，但并非对所有人都安全。准妈妈腹中的胎儿和刚出生的新生儿就最怕风油精了。在具体使用上应当注意：① 风油精的主要成分中含有樟脑，该物质会引发一定的不良反应，但成人体内存在的葡萄糖磷酸脱氢酶可以缓解此类不良反应。一般情况下，樟脑进入成人体内，葡萄糖磷酸脱氢酶会很快与之结合，使之无毒化，然后随尿液一起排出体外。但当人体生理发生变化时，如怀孕，准妈妈体内的葡萄糖磷酸脱氢酶含量会显著降低，怀孕3个月内若过多地使用风油精，樟脑就会通过胎盘屏障进入羊膜腔内作用于胎儿，严重时可导致胎儿流产。② 刚出生的新生儿，体内也缺乏葡萄糖磷酸脱氢酶，樟脑通过新生儿娇嫩的皮肤吸收或呼吸道黏膜吸收，渗入血液，使红细胞破裂，溶解成胆红素。当胆红素含量过高时，会透过血脑屏障与脑细胞结合，引起新生儿黄疸，出现全身发黄、口唇青紫、棕色小便、不吸奶、哭声微弱、嗜睡，甚至抽风、惊厥等症状，即使经过治疗，如不及时，也有使婴儿脑功能受损的可能。③ 使用中要注意防护，尤其应避免让其进入眼部，因会对黏膜造成一定的刺激。贮藏时应置于阴凉处，不超过20℃，避免阳光直射。

综上所述，风油精尽管不是什么用于拯救人类生命的急救药物，但它却是我国广大劳动人民的智慧结晶，确实能为人们解除病痛，进而造福于民。但是药三分"毒"，在使用上应做到恰当、准确，同时也应充分注意其不良反应，以求安全、合理。

甲硝唑、替硝唑、奥硝唑，异曲而同工？

甲硝唑、替硝唑、奥硝唑是常见的硝基咪唑类抗菌药物，即一类对于寄生虫、革兰氏阳性和阴性厌氧菌具有显著广谱活性的抗菌药物。这3个药，仅一字之差，却傻傻地分不清楚，到底有什么异同点呢？

▶ 历史

硝基咪唑类抗菌药物的"进化史"最早可追溯到19世纪50年代初，人们首次从链霉菌的粗提取物中分离得到了氮霉素（azomycin），并被证明对滴虫病有效。研究人员受此启发开发了很多衍生物，偶然发现了5-硝基咪唑药物，即甲硝唑，它显示出了强大的药效。事实上，1962年被偶尔发现的甲硝唑并不仅仅局限于治疗滴虫病，当时一名感染阴道毛滴虫合并溃疡性牙龈炎的患者用了该药后神奇般地痊愈了，人们当即对甲硝唑刮目相看。1966年，甲硝唑又被用于治疗阿米巴痢疾引起的溶组织内阿米巴原虫。到了20世纪70年代，甲硝唑的治疗范围进一步被扩大到了贾第鞭毛虫。甲硝唑对革兰氏阳性和阴性厌氧菌都表现出了广谱活性，并作为治疗胃溃疡的幽门螺杆菌（HP）联合疗法的一部分。90年代中期，甲硝唑还显示出对无氧、非复制的结核分枝杆菌的抗结核的活性。

替硝唑为第二代的硝基咪唑类药物，奥硝唑为第三代。替硝唑、奥硝唑同甲硝唑一样有着相似的抗菌谱，但抗菌活性更强。

▶ 作用机制

硝基咪唑是需要对硝基进行生物活化才能发挥抗菌作用的前药。虽然硝基才是至关重要的抗菌活性之源，但咪唑取代基的变化会导致抗菌活性和药代动力学性质的改变。理论上，硝基咪唑类药物通过被动扩散进入细胞，硝基被还原成活性自由基，并与DNA或蛋白质等细胞成分发生反应，这些有毒的自由基可以抑制DNA合成，并通过氧化引起DNA损伤，导致DNA降解和细胞凋亡。

▶ 适应证

甲硝唑、替硝唑、奥硝唑的适应证相似，可用于阴道滴虫病、贾第鞭毛虫、阿米巴病、厌氧菌感染（如败血症、牙周感染、妇科感染、心内膜炎等）、幽门螺杆菌感染等疾病的治疗。甲硝唑还可用于艰难梭状芽孢杆菌引起的抗菌药物相关肠炎，而替硝唑与奥硝唑则无此适应证。

甲硝唑、替硝唑、奥硝唑均可用于阴道滴虫病的治疗，指南推荐使用甲硝唑与替硝唑作为一线药物。与甲硝唑相比，替硝唑有着更强的抗滴虫效力，其最小致死浓度更低，不良反应也少，患者耐受性更好，治愈率更高。Meta分析表明，短疗程治疗时，甲硝唑的失败率与不良反应发生率均要高于替硝唑，因而当甲硝唑治疗无效或者患者无法耐受时，可考虑使用替硝唑。虽然替硝唑可用于治疗耐甲硝唑的滴虫病，但交叉耐药性是一个大问题，应予重视。此外，亦有研究表明奥硝唑的效果更佳。

硝基咪唑对原生动物有很强的活性，为贾第鞭毛虫病、阿米巴病和滴虫阴道炎提供了一线治疗。贾第鞭毛虫病属小肠感染，表现为亚急性腹泻、吸收不良和体重减轻，硝基咪唑是主要的治疗药物，甲硝唑、替硝唑、奥硝唑均可用于贾第鞭毛虫病的治疗。甲硝唑一般为250 mg每日2～3次给药，而替硝唑则为2 g，单剂量给药。在治疗的有效性上替硝唑要优于甲硝唑，不良反应也更少。奥硝唑的有效性还要高于替硝唑。

20世纪60年代中期，人们认识到甲硝唑的杀虫特性，并将其用作治疗阿米巴病的药物，目前甲硝唑、替硝唑和奥硝唑是治疗阿米巴病的推荐药物。2019年的

《Cochrane数据库评论》也指出，替硝唑可能比甲硝唑更有效，不良反应更少。

在厌氧菌引起的牙周炎治疗上，奥硝唑、替硝唑和甲硝唑均有显著的效果。奥硝唑、替硝唑的起效时间快于甲硝唑，不良反应也少于甲硝唑，但体内代谢时间要长于甲硝唑。

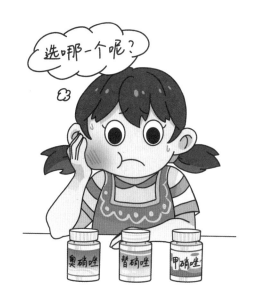

▶ 不良反应

甲硝唑、替硝唑、奥硝唑的不良反应涉及皮肤、肌肉骨骼、神经、心血管、泌尿、胃肠道等系统。服用甲硝唑的患者，15% ~ 30%的患者会出现不良反应，以消化道不良反应最为常见，包括恶心、呕吐、腹部绞痛、口中金属味、便秘等。皮肤可出现瘙痒、红斑皮疹；心血管不良反应表现为QT间期延长、T波变平；血液系统表现为白细胞减少；中枢神经系统表现为头痛、晕厥、动作不协调、失眠等；泌尿系统表现为阴道中念珠菌增殖；肝功能损伤等。此外，如果在使用甲硝唑、替硝唑、奥硝唑期间出现中枢神经系统的症状，应立即停药。

▶ 禁忌证

甲硝唑、替硝唑与奥硝唑并非适合所有人，对于硝基咪唑类药物过敏患者禁用。甲硝唑禁用于有活动性中枢神经系统疾患（如癫痫）和血液病患者。替硝唑禁用于器质性中枢神经疾病患者及血液不调的患者。奥硝唑禁用于多种器官硬化症、造血功能低下、慢性酒精中毒、有脑病变（如癫痫）或脊髓病变者。

▶ 特殊人群

5-硝基咪唑类药物可以通过胎盘屏障，也可分泌至乳汁中，并且在乳汁中的浓度与血药浓度相当，因此孕妇及哺乳期的妇女应慎重使用。对于妊娠期的妇女而言，甲硝唑属于B级药物，替硝唑为C级，也就是说，从孕妇的用药安全性分级来看似乎甲硝唑优于替硝唑，但甲硝唑是否能在妊娠期使用一直存在争议，虽然多数研究显示并没有风险，但大多数厂家的药品说明书上仍旧标注"孕妇禁用"。替硝唑更是在孕期前3个月就禁用，奥硝唑在孕期前3个月慎用，3个月以上的孕妇应当权衡利弊，在具有明确的指征后再考虑使用。

此外，由于硝基咪唑类药物可分泌进入乳汁，因而哺乳期妇女禁用。如确需使用，则要暂缓哺乳，并且在停药后也不能立即恢复哺乳。甲硝唑应在完全停药36~48小时后方可哺乳，替硝唑在停药3天后方可哺乳，奥硝唑在用药后48小时内禁止哺乳。

儿童使用甲硝唑更需谨慎，应减量酌情使用。替硝唑在治疗原虫病时，仅限于3岁以上儿童治疗贾第鞭毛虫病和阿米巴虫病。12岁以下儿童使用替硝唑治疗厌氧菌感染及预防术后的厌氧菌感染的安全性和有效性尚不明确，不宜使用。儿童应慎用奥硝唑，3岁以下儿童不建议使用奥硝唑的注射剂。

▶ 双硫仑样反应

甲硝唑、替硝唑与酒精同用可能会诱发"双硫仑样"毒性反应，在治疗期间或治疗结束后3天内不能摄入酒精。奥硝唑与二者不同，该药不会抑制乙醛脱氢酶，因而不会引起双硫仑样反应。

▶ 备孕男性不推荐使用替硝唑与奥硝唑

动物实验表明，替硝唑可引起雄性大鼠生育力下降，睾丸组织损伤，300~600 mg/kg可见其对精子的生成有影响。奥硝唑也可降低雄性大鼠的生殖能力，但不抑制精子的生成。因此，对于备孕的男性而言，应慎重使用。

▶ 给药

甲硝唑、替硝唑、奥硝唑存在胃肠道反应，可在饭后或者与食物同服。甲硝唑的半衰期为7~8小时，替硝唑半衰期为11.6~13.3小时，奥硝唑为11~14小时。因此，甲硝唑的给药频次要多于替硝唑和奥硝唑，一般为每日 3 ～ 4 次，替硝唑和奥硝唑则为每日 1 次或 2 次给药。还有，甲硝唑与替硝唑不宜与含铝的针头及套管接触，奥硝唑则无此要求。

"良药"？ "禁药"？
促红素的前世今生

促红细胞生成素（EPO），又被称作促红素，是一种糖基化蛋白激素，为治疗肾性贫血的常用药物。在我国，成人患有慢性肾病的比率已经高达惊人的10.8%，可以以"亿"来计，而肾性贫血是慢性肾病患者最为常见的临床表现及并发症，患者非常痛苦。

EPO是治疗肾性贫血的良药，该药的问世拯救了亿万患者，可使患者免受输血治疗带来的传染病、溶血性输血反应等威胁。同时，EPO被禁用于运动员。

那么，EPO是如何被发现的呢？除了具备促红细胞生成的生理作用外，还有哪些作用呢？为什么禁用于运动员呢？EPO有哪些不良反应呢？我们来看一下这一良药，抑或禁药的前世今生。

▶ 2.5吨贫血患者尿液中提取获得的EPO

众所周知，药物的研发并非一帆风顺，EPO也不例外，EPO从概念的提出到最终获得并确定分子结构整整历经了80多年之久，其间还不断伴随着质疑的声音，可谓命运多舛。

1890年，法国人Viault发现从秘鲁的海平面（利马地区）到莫罗科查山区（大约为海拔高度4 200米的区域）旅行2周后，他和其他5名旅行者体内的红细胞计数都出现了显著的增加（从500万/mm³上升到710万～800万/mm³），对于这简单数据观察结果的初显解释是：在暴露于高海拔缺氧环境后，人体的红细胞生成会变得旺盛。

1893年，瑞士生物学家Friedrich Miescher提出了骨髓内氧张力的降低会对红细胞提供直接刺激的说法，一时甚嚣尘上。直至半个世纪后，这一理论才在仔细测量原发性和继发性红细胞增加症患者的骨髓标本中的氧饱和度后被推翻。

1906年，法国科学家Carnot和Deflandre提出了缺氧诱导红细胞生成的另外一种机制。他们观察到正常家兔在输注贫血动物血清后体内的红细胞计数会有所增加，并得出红细胞的生成是由于血浆中的一种体液因子调节后的结果。在随后的几十年里，人们试图重现这个实验，却只得到了模棱两可或负面的结果，从而人们对这一假设产生了诸多怀疑。到了20世纪中叶（指1943年Krumdieck和1953年Erslev），人们改进了Carnot和Deflandre的试验设计，增加了对网织红细胞的精确测量，确信在注射贫血血清的

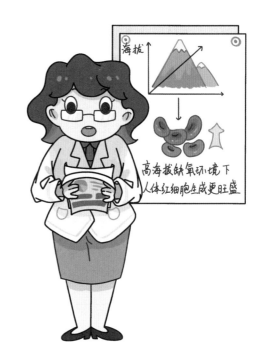

高海拔缺氧环境下人体红细胞生成更旺盛

3～6天后可以在兔子体内诱导新的红细胞产生。1950年，Reissmann和Ruhenstroth-Bauer通过联体大鼠实验更是证实了红细胞生成的缺氧刺激涉及间接的体液机制。

终于，经过上述研究引出了促红细胞生成素（EPO）的概念。大鼠（1957年Jacobson）和人体（1964年Nathan）的器官消融试验表明，肾脏是EPO产生的主要部位，但并不是唯一的部位。这些研究成果促使美国生物化学家Eugene Goldwasser和他的团队开展了持久且艰辛的分离EPO的试验。但由于组织均质过程中的蛋白水解酶释放使最初从肾脏中获取EPO的多项尝试均告失败。为了寻找更容易处理的EPO来源，Goldwasser首先利用贫血羊的血浆，再从因钩虫感染而严重缺铁的阿根廷人的尿液中尝试提取，最后从日本再生障碍性贫血患者的尿液中提取，终于在1977年从2.5吨的尿液中提取获得了大约8 mg的EPO。接着，通过对氨基端氨基酸序列进行测序，并合成半生成寡核苷酸探针用于EPO基因的分子克隆，这一进展开辟了EPO的生理学和分子生物学研究的新时代，并为重组人EPO作为各种类型贫血患者的治疗药物进行开发提供了前提条件。

从1977年开始，华裔科学家Fu-Kuen Lin将克隆得到的基因转入中国仓鼠卵巢

细胞中，最终借助该细胞获得了重组人促红细胞生成素，即rHuEPO。1986年，针对rHuEPO开启了临床试验，且治疗肾性贫血的临床试验获得了成功。1989年，首个rHuEPO药物Epogen在美国被FDA批准上市，用于肾性贫血的治疗。

▶ EPO与诺贝尔奖

2019年的诺贝尔生理学或医学奖被颁发给了3位学者，以表彰他们发现了细胞是如何感知和适应氧气供应的。这3位先驱者发现了缺氧诱导因子（hypoxia-inducible factor，HIF），阐明了细胞的氧感知机制，证实了HIF在细胞缺氧反应中的关键作用。事实上，HIF是在研究促红细胞生成素（EPO）基因调控机制时偶然被发现的，这一发现使得EPO与诺贝尔奖产生了关联。

▶ EPO的生理作用

EPO的适应证为肾功能不全所致的贫血、外科围手术期的红细胞动员、非骨髓肿瘤化疗引起的贫血。

除了对于贫血的治疗，EPO还表现出了对神经系统的保护作用，可能为治疗神经退行性疾病提供新的策略。EPO对于糖尿病引起的视网膜病变、糖尿病性神经病变也具有治疗的潜力。针对7项纳入150名患者研究的系统性评价均表明，局部和皮下应用EPO可通过更快的再上皮化和减少伤口面积及深度来改善伤口的愈合过程，但由于伴随疾病的病程、创面病因、所采用的时间和给药方案不同的变化，研究数量又非常有限，证据的异质性也会很大。

更为关键的一点是，人类已经能够确定EPO是具有抗炎作用的多功能细胞因子，可减少或抑制促炎细胞因子。

▶ EPO怎么就成了运动员禁药呢

注射EPO可使人体携带更多的红细胞，携氧量升高，进而通过呼吸链可以为人体提供更多的腺苷三磷酸（ATP，即最直接的能量来源）。正因为这样，运动员就可以在自行车、长跑、游泳等耐力性项目中获得更好的成绩，换言之，EPO具备成为运动员禁药的"潜质"。

有研究表明血液兴奋剂（EPO、人工氧载体和血液回输等）可使人体的耐力提高34%左右。坐拥7个环法自行车冠军的阿姆斯特朗就承认使用过EPO。事实上，早在1992年的巴塞罗那奥运会上，EPO就被列为违禁药物，不过在2000年奥运会前却没有有效的方法来检测运动员是否使用了该药。

▶ EPO的不良反应与禁忌

药物在发挥治疗作用的同时，往往存在着一定的不良反应。EPO可引起血压显著升高，甚至引发高血压危象和高血压脑病，出现剧烈头痛、意识障碍等。EPO还可能增加血液透析患者髋部骨折的风险。此外，随着红细胞压积（PCV）的增高，血液黏度明显提高，需要密切注意血栓的形成。

所以未控制的高血压患者、过敏患者、合并感染且未完全控制者应禁用EPO。

▶ 使用EPO的注意事项

综上所述，EPO确实是治疗肾性贫血的良药，但可能会增加慢性肾衰患者癫痫发作的风险。EPO的使用还可能增加患者发生严重心血管事件、血栓事件和脑卒中的概率，甚至刺激患者肿瘤的发生和发展，因而有心肌梗死、肺梗死、脑梗死的患者慎用。

谨记，患者用药期间应定期检查红细胞压积，避免过度的红细胞生成。高血压患者在用药前，应当控制血压，务必保持平稳。

蒙脱石，源于石头的良药

腹泻就医，有时医生会开具"蒙脱石散"来加以治疗。"蒙脱石"？好奇怪的名字，是一种来源于石头的药物么？

蒙脱石（montmorillonite），又名微晶高岭石或胶岭石，是膨润土的主要成分，因最早被发现于法国蒙脱里隆（Montmorillon）而得名。它是一种层状水铝硅酸盐矿物，为典型的 2：1 层状黏土矿物结构，由两层硅四面体和一层铝八面体组成，晶体结构层之间存在水和一些交换阳离子，"三明治结构"较为典型。

蒙脱石具有遇水膨胀、吸附、带电和离子交换等特性，目前用途非常广泛，被应用于各个领域，如纸张、橡胶、化妆品的填料、油墨、油基、水性涂料的流变添加剂、动物饲料的抗真菌剂等，"万能土"可谓名副其实。此外，蒙脱石还可作为药物使用，药理作用主要来源于它的吸附性能及凝胶特性。事实上，我国很早就有蒙脱石药用的记载，如唐代的《本草拾遗》（又名《陈藏器本草》）中就有膨润土可主草叶诸菌毒，热汤末和服之的篇幅。临床上蒙脱石主要用于治疗腹泻、消化道的某些炎症及溃疡等疾病。

药用蒙脱石有散剂、颗粒剂、凝胶剂和混悬剂等多种剂型，而该药最早是以散剂于1975年在法国注册上市的，商品名为思密达，我国于1990年批准进口思密达。蒙脱石遇水后可形成水化凝胶，具有较强的吸附性，可与消化道内的黏液结合，覆盖于受损

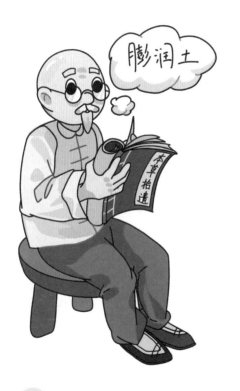

膨润土

伤的黏膜表面，形成一层保护层，可持续6个小时以上，因而一天需要多次给药。事实上，蒙脱石可覆盖于整个消化道表面，通过静电作用及凝胶结构吸附致病菌及其产生的毒素，并将之随粪便排出体外，如轮状病毒、致病性大肠埃希菌和金黄色葡萄球菌等。蒙脱石可降低中性粒细胞浸润和单核细胞的活化以此发挥抗炎作用。蒙脱石还可激活凝血因子Ⅶ、凝血因子Ⅷ、凝血因子Ⅻ，起到消化道止血的作用。此外，蒙脱石还有扶正肠道菌群、减少碳酸氢盐的分泌、增加氯和镁的重吸收、抑制肠道异常分泌等诸多作用。

临床上蒙脱石可用于成人及儿童的急、慢性腹泻，用于食管、胃、十二指肠疾病所引起疼痛症状的辅助治疗。还可用于肠易激综合征、肠炎、有机磷农药中毒、新生儿母乳性黄疸、反流性食管炎的治疗。因其不会被吸收入血液循环并可随粪便排出体外，故安全性较高，不良反应偶见便秘、大便干结等。

综上所述，蒙脱石确实是源于石头的良药，但在临床使用上请谨记：① 蒙脱石散剂是较为常用的剂型，一般溶于约50 mL的水中摇匀后服用，治疗急性腹泻时可以首剂量加倍。② 饭前半小时服用最为适宜。③ 联合其他药物时，可能会由于物理吸附作用而降低合用药物的疗效，如可显著吸附氟喹诺酮类抗菌药物、雷尼替丁、法莫替丁、庆大霉素等，因而若联用需至少间隔1个小时，以求保证药效。

"网红"药物扑尔敏，你知道多少？

2014年，1张4分钱的处方被各家媒体频频曝光，因迅速缓解了1名2岁儿童的皮肤红疹，马来酸氯苯那敏一下子成了人们热议的"网红"药物。但好景不长，2017年12月，国家药品监督管理局发布的一个重大通告：《总局关于沈阳新地药业有限公司涉嫌违法违规生产马来酸氯苯那敏的通告》，使这个"网红"药物再次登上了风口浪尖。之后，马来酸氯苯那敏原料药的价格在短短的一个月内上涨了50多倍，它又一次成功地吸引了大众的眼球。那么马来酸氯苯那敏究竟是一个什么样的药物，何以多次引起广泛的关注呢？

马来酸氯苯那敏，俗称扑尔敏，假借了"扑灭你过敏"的意思，属于抗组胺类药物，同时也具有一定的抗M胆碱受体的作用，是一种临床上十分常用的抗过敏药物，可用于皮肤过敏症，如荨麻疹、湿疹、皮炎、药疹、皮肤瘙痒等；也可用于过敏性鼻炎、血管舒缩性鼻炎、上呼吸道感染引起的鼻充血，可缓解流泪、打喷嚏、流涕等感冒症状；还可用于药物及食物过敏。可口服也可肌内注射给药，口服一般15～60分钟起效，肌内注射则起效更快，一般5～10分钟见效。

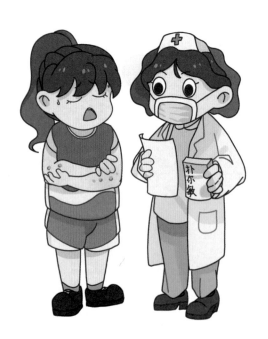

扑尔敏对于流泪、打喷嚏、流鼻

涕、鼻充血等感冒症状有缓解作用，与解热镇痛药合用可增强镇痛与缓解上呼吸道感染的症状，因此除作为单一成分用于抗过敏之外，也是很多复方感冒制剂中的有效添加成分之一，如小儿氨酚黄那敏颗粒、复方甲氧那明胶囊（阿斯美）、酚麻美敏混悬液（泰诺）、酚氨咖敏片、维C银翘片等。因其被广泛地添加于复方感冒制剂中，一旦原料药出现质量问题或价格出现飙升，对于药企与患者而言影响当然十分显著。

扑尔敏的不良反应以中枢抑制与抗胆碱作用较为常见。扑尔敏的中枢抑制作用常见为困倦、诱发癫痫等，用药后，患者应尽量避免驾驶、操作精密仪器等，酒精还会加重其中枢抑制作用，故用药前后应当避免饮酒。因其有诱发癫痫的可能，癫痫患者应当尽量避免使用该药。扑尔敏的抗胆碱作用表现为口干、便秘、痰液黏稠，因此，本身有便秘、口干、浓痰的患者就应该慎重使用。此外，膀胱颈部梗阻、幽门十二指肠梗阻、青光眼、甲状腺功能亢进、前列腺肥大的患者也应当慎用。

儿童出现过敏较为常见，2014年的4分钱处方就是使用扑尔敏片来治疗2岁儿童的皮肤红疹，且取得了立竿见影的效果。在用药年龄上，该药的国内说明书标注为新生儿与早产儿不宜使用。在国外，加拿大根据对12岁以下儿童用非处方类感冒咳嗽药的评估结果，要求生产企业修改此类药品的标签，注明不能用于6岁以下儿童；澳大利亚要求非处方感冒药的标签和说明书中应注明"禁用于2岁以下儿童"，而对于0～2岁的儿童，只能作为处方药使用。英国的处方集中，认为1个月以上儿童即可使用，常规剂量是口服1 mg，每日2次。

氯苯那敏可透过胎盘，也可以经乳汁分泌。对于孕妇而言，该药被FDA定义为C级药物，即妊娠期妇女应权衡利弊，慎重使用。对于哺乳期的妇女而言，由于少量药物会经乳汁排出，原则上在用药期间应当停止哺乳，短时间、小剂量服药可以采用间隔哺乳的方法，即哺乳后服药，或者服药后至少间隔2小时再哺乳。此外，该药存在抗胆碱作用，可能会抑制泌乳，故哺乳期妇女应谨慎使用。

扑尔敏目前既有单独成分的制剂存在，也有复方制剂，单独成分制剂主要用于抗过敏，复方制剂多为抗感冒药。使用扑尔敏，需要特别注意：① 抗过敏作用可能会引起药物皮试阴性的结果；② 该药虽是抗过敏药物，但对于特异性体质的患者而言，反而会诱发过敏；③ 扑尔敏可能会使痰液变稠，可使下呼吸道感染的患者病情加重，因而此类患者应避免使用；④ 服用该药可能会对胃肠道产生刺激，建议患者可与食物或牛奶同服；⑤ 扑尔敏的口服制剂多为OTC类药物，相对安全，但患者在既发生过敏又罹患感冒时，注意不要将扑尔敏的单药制剂与含有扑尔敏的复方制剂同服，以免重复给药，加大不良反应，甚至产生毒性。

牙膏中的氨甲环酸，到底是"药效助手"还是"日常杀手"？

　　牙膏是人们日常口腔清洁护理的用品。云南白药牙膏中添加了处方药——氨甲环酸的新闻曾引起了广泛的热议。在牙膏中添加处方药物氨甲环酸是否符合相关规定？日常使用含有氨甲环酸的牙膏，安全性究竟如何？本文着力探讨牙膏中添加氨甲环酸的做法，到底是"药效助手"还是"日常杀手"。

　　氨甲环酸，又称止血环酸，可抑制纤维蛋白的溶解而发挥止血作用，临床上被广泛运用于外伤或手术后的止血，是手术的经典止血药物，并被收录于世界卫生组织（WHO）的基本药物目录中，疗效确切、安全性高，可口服或静脉给药。

　　氨甲环酸是由日本的女药物学家冈本歌子在1962年发明的，但由于当时日本存在较为严重的性别歧视，该药并未受到应有的重视，也未如愿地应用于临床预防和治疗。1968年，国际上进行了氨甲环酸治疗月经过多的大样本临床研究，使其真正地开始应用于临床，至今已经过去了半个多世纪，仍属于经典的止血药物。

　　从安全性上看，氨甲环酸并无严重的不良反应，美国食品药品管理局（FDA）将其列为妊娠安全等级B级的药物（分为ABCDX五级，安全性逐级下降，其中X级为禁用），口服每日可达2～6 g，静脉给药每日0.75～2 g。虽然该药在我国属于处方药，但在有些国家，如英国、日本却是非处方药，即可以不凭借医生处方直接购买。氨甲环酸的主要不良反应有：少见的经期不适（经期的血液凝固引起）；胃肠道的恶心、呕吐、腹泻等；注射后的神经系统症状如视物模糊、头痛、头晕等。禁用的人群为对此药过敏的患者、有血栓栓塞史的患者，获得性色觉缺失患者禁用注射剂。

　　氨甲环酸除了具备止血作用之外，还可以抑制各种原因引起的血管渗透性增加、变态反应及炎性病变的凝肽和其他活性产物的产生，从而发挥其抗变态反应及抗炎的作用。此外，对于爱美的女性来说，可能较为熟悉氨甲环酸的另外一个名字：传明酸。有研究表明传明酸对于治疗黄褐斑有较好的疗效，还有美白肌肤的功效，所以在很多的化妆品、面膜中都有添加氨甲环酸成分。

那么，氨甲环酸是否属于牙膏中禁用的化学物质呢？事实上在国家2008年颁布的《牙膏用原料规范（GB8372—2008）》中并未将氨甲环酸列为禁用成分，更没有规定相关的限量标准，市场上添加氨甲环酸的牙膏也并非"云南白药"一个品种。

实际情况是，大多数牙膏并没有明确标明究竟添加了多少氨甲环酸，只是氨甲环酸在牙膏的成分表中位置很靠后，也就是含量相对较低，我们不应该在无法确定其含量的情况下来探讨究竟会产生多大的不良反应，这样既不科学，也不符合常理。从临床上的用量来看，口服氨甲环酸每日可达6g的极限剂量，静脉给药每日可达2g，但牙膏是一种外用的日常用品，是用来清洁口腔的而不是用来"吃"的，且氨甲环酸的口服吸收率只有30%～50%，故可以认为牙膏中添加氨甲环酸并不会对人体健康造成实质性的损伤。

云南白药牙膏中发挥止血效果的究竟是中药成分，还是氨甲环酸，抑或其他"神药"组分，我们不得而知，云南白药作为国家保密配方也不会将此点公之于世。但有

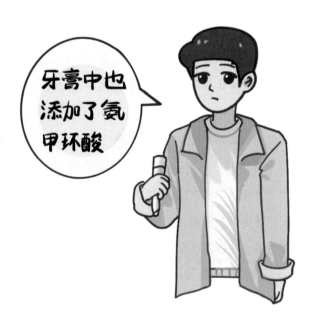

一点：云南白药，这一药物确实在临床上发挥着很好的止血、活血、化瘀、抗炎的作用。

值得指出的是，对于购买具有止血作用的功能性牙膏的群众而言，应该明白长期使用这种牙膏，在发挥止血、抗炎作用的同时，可能会掩盖自身潜在的一些牙周疾病。

氨甲环酸是在临床上应用了半个多世纪的"止血神药"，安全性高，不良反应小。因其

对黄褐斑的治疗作用及肌肤的美白作用,在很多化妆品中都有添加,只是含量较低。氨甲环酸的止血与抗炎作用对于牙龈出血、牙龈疼痛的治疗有一定帮助,作为添加剂加入牙膏中,有一定的合理性。且它被作为添加剂加入牙膏中也并非一时之举,使用上也没有违反相关的法律法规。牙膏本身是用于清洁、护理口腔、牙齿的日常用品,不会被大剂量吃到肚子里,所以能够进入到人体内的浓度十分低,不必杞人忧天。正如虽然可乐定(110降压片)存在耐药性及反跳反应,氢氯噻嗪有引发低血钾和光敏性皮炎的可能,但很多经典的降压复方制剂中都会正常添加。

任何"神药说"或者"毒药说"离开了量效关系,离开了血药浓度都是经不起推敲的。"外行看热闹、内行看门道",面对事物的两面性,面对药物的安全性,"博眼球"的说法非常不合时宜,理性的做法当然是作好科学普及,引领老百姓做"内行"。

药物大PK：拉唑类和替丁类，治疗胃酸哪个强？

质子泵抑制剂（PPIs）和组胺H_2受体阻滞剂（H_2RAs）是治疗胃灼热和胃酸反流常用的两类药物，这两类药物都有助于减少胃酸的分泌。常用的PPIs有奥美拉唑、雷贝拉唑、泮托拉唑、兰索拉唑等"拉唑"类药物，常用的H_2RAs则有西咪替丁、雷尼替丁、法莫替丁等"替丁"类药物。

这两类药物都有抑制胃酸的作用。患者在出现胃灼热、烧心、胃酸反流时，究竟该选择哪类药物呢？拉唑类和替丁类药物，哪类抑制胃酸更强呢？哪类药物安全性更高呢？在服用时又有哪些注意事项呢？

▶ 抑酸机制的区别

胃酸对人们来说是一把双刃剑，当缺乏或分泌过少时，可引起腹胀、腹泻等消化不良症状；而分泌过多时又会引起胃灼热、烧心等不适，导致溃疡，甚至出现胃肠道出血等严重并发症。为了抑制胃酸，人们先后合成了西咪替丁（1976年上市）和奥美拉唑（1987年上市），并在此基础上发展成为替丁类（以下称之为：H_2RAs）和拉唑类（以下称之为：PPIs）两大类抑酸药。

事实上，胃酸的分泌有3个环节，首先组胺、胃泌素和乙酰胆碱与胃壁细胞膜上相应的受体结合，引起壁细胞内ATP转化为cAMP并使胞内Ca^{2+}增高，进而介导壁细胞内H^+的生成，并在壁细胞内分泌小管和囊泡内H^+/K^+-ATP酶的作用下将H^+从壁细胞转移至胃腔。

H$_2$RAs是通过阻断壁细胞的H$_2$受体，来达到减少胃壁分泌酸量的目的，可抑制包括基础胃酸和膳食刺激的胃酸的分泌。PPIs则是一种H$^+$/K$^+$-ATP酶抑制剂，可抑制中枢或外周介导的胃酸分泌，具有抑酸作用强、特异性高、持续时间长的特点。

临床共识：相较于H$_2$RAs，PPIs的抑酸作用更强，持续时间更久。

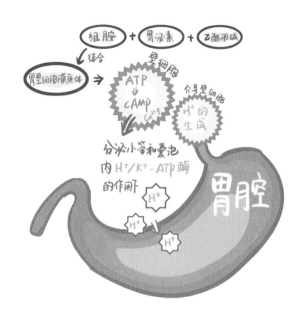

▶ 适应证

H$_2$RAs与PPIs可用于酸性相关的疾病（如胃食管反流病、慢性胃炎、消化性溃疡、急性胰腺炎）、上消化道出血及应激性黏膜病变（应激性溃疡、非甾体消炎药相关消化道溃疡与溃疡并发症、急性胃黏膜病变等），临床上首选的是PPIs。事实上，H$_2$RAs抑制胃酸分泌的作用已被证明在有效控制更为严重的胃酸过多相关疾病方面是不理想的，特别是在治疗严重糜烂性食管炎方面，容易受到饮食的影响，抑酸作用较短，患者容易发生快速耐受，因而只是适合轻、中度胃食管反流病，不伴幽门螺杆菌感染的轻中度慢性胃炎。PPIs可与铋剂、抗菌药物（如阿莫西林、克拉霉素等）组成4联方案治疗幽门螺杆菌感染的慢性胃炎。对于药物性胃炎，如非甾体抗炎药（NSAIDs）引起的消化道损伤，PPIs也优于H$_2$RAs。但在治疗上消化道出血时，当PPIs效果不明显时，出血后应尽早使用H$_2$RAs注射剂。

▶ 用法区别

PPIs的抑酸作用强，当壁细胞在餐后被刺激分泌胃酸时，PPIs最为有效。因为质子泵再生主要在夜间完成，因此PPIs一般饭前0.5～1小时，早上服用为宜。而H$_2$RAs一般每日给药2次，餐后或睡前给药。

▶ 不良反应

PPIs的常见不良反应包括便秘、腹泻、发热、胃胀、头痛、恶心、胃痛、呕吐等，一般为自限性，患者可以耐受。严重但罕见的不良反应有慢性肾衰、骨折、低镁血症、感染、肺炎、维生素缺乏、痴呆等，但通常与长时间、大剂量用药有关，且通常发生在使用这些药物超过1年以上的患者之中。

H_2RAs的常见不良反应包括便秘、头晕、口干、皮肤干燥、头痛、流鼻涕、失眠等，严重的不良反应较为罕见，主要有腹痛、焦虑、视力改变、意识模糊、心律失常、幻觉等。

▶ 药物相互作用的区别

PPIs主要经肝脏P450酶代谢，具有肝药酶抑制作用，可抑制经CYP2C19代谢的抗血小板药氯吡格雷的作用，其中雷贝拉唑对氯吡格雷的影响最小，其次为泮托拉唑，因此当必需联用时，可优先考虑雷贝拉唑或泮托拉唑。PPIs可增加他汀类药物的血药浓度，合用需谨慎。胃酸可以促进吸收的药物如铁剂、地高辛、伊曲康唑，PPIs则可能降低它们的疗效。经肝药酶代谢的华法林、地西泮、卡马西平、茶碱、他克莫司、西酞普兰等药物，PPIs可增加它们的血药浓度。对于抗酸药物如氢氧化铝片等则具有拮抗作用。

H_2RAs中西咪替丁对于肝药酶有较强的抑制作用，其他药物与肝药酶的亲和力较小。氢氧化铝、氧化镁或甲氧氯普胺（胃复安）与西咪替丁同时服用，可使西咪替丁的血药浓度降低，因而如果二者必需合用应至少相隔1小时以上。此外，如与甲氧氯普胺合用，西咪替丁的剂量需适当增加。硫糖铝需经胃酸水解后才可发挥作用，西咪替丁会拮抗其作用。西咪替丁的肝药酶抑制作用可使环孢素、卡马西平、华法林、氨茶碱等药物的浓度增加，在体内蓄积，从而产生不良反应。西咪替丁可加重中枢抗胆碱药的神经毒性，应该避免合用。西咪替丁与氨基糖苷类药物合用可能会导致呼吸抑制或呼吸停止。西咪替丁还可以降低口服铁剂的吸收。

既然H_2RAs与PPIs均有抑制胃酸的作用，那么二者是否可以一起服用，以达到更强的抑酸作用呢？目前确实有研究表明在晚上使用H_2RAs，以及在当天早些时候服用PPIs药物，比单独使用PPIs更能抑制胃酸并改善胃酸反流症状。但基于药理学方面的考虑仍应尽量避免二者合用，以免降低PPIs的效果，除非患者存在严重"夜间酸突破"的情况，即晚上10时至次晨8时，胃内pH小于4的时间持续超过60分钟，并出现严重的烧灼感、反酸等症状。

综上所述，关于拉唑类药物和替丁类药物，治疗胃酸哪个强的问题，等同于进行了一次药效和不良反应的大PK，请谨记以下6点：① 二者在治疗胃溃疡时，应当先排除溃疡性胃癌的可能，因为二者均可能减轻患者的临床症状，从而延误癌症的治疗。② H_2RAs可在饭后及睡前服用，而PPIs宜在饭前0.5 ~ 1小时服用。③ PPIs的抑酸作用及抑酸的持续时间都强于H_2RAs。④ 二者在使用过程中都存在不良反应，尤其是对于长期、大剂量服用PPIs的患者更加需要警惕严重不良反应的发生和发展，如慢性肾衰、骨折、低镁血症、感染、肺炎、维生素缺乏、痴呆等。⑤ 患者不宜盲目地认为二者同时服用效果更佳，通常不建议同时服用PPIs和H_2RAs，以免降低药效。⑥ 二者对一些药物，如硫糖铝、铁剂等，存在着相互抑制作用；部分药物对肝药酶有较强的抑制作用，可能会导致经肝药酶代谢的药物如氯吡格雷、华法林、他汀类药物等，药效下降、药物浓度升高、体内蓄积、不良反应加大，因此需要谨慎合用。

晕车药，合理使用是关键，安全意识是保障

人们外出游玩、出差、回家探亲时，汽车、轮船、飞机是常用的交通工具。人在旅途，面对窗外的美景，有些人惬意享受，有些人却会因为颠簸而出现恶心、呕吐、眩晕等晕动症状，从而大大影响了旅途的心情。

临床上把晕车、晕船、晕机归到晕动病的类别，主要由人们感受方位的变化与体内内耳前庭的平衡感受器之间存在着信息判断差异而导致，目前这种疾病还没有彻底治愈的最佳方法。对于罹患晕动病的人，对抗方法千奇百怪：有人硬抗，一路晕、吐过去，车上像只"病猫"下车后又恢复成条"好汉"，晕车药、小秘方什么的从不考虑；有的人则通过一些民间的小秘方来预防和改善晕车的症状，如闻橘子皮、姜片，涂抹风油精，指掐手腕内关穴或肚脐贴膏药等。事实上相对于硬抗或民间小秘方，笔者更加偏向于选择较为合理和安全的晕车药物应对晕动病。然而，市场上晕车药的种类繁多，患者又该如何选择、如何使用、如何规避不良反应呢？

常用的晕车药主要有抗组胺类药物、抗胆碱类药物、钙离子拮抗剂等，此外一些中枢神经系统类药物、镇静类药物也可以缓解晕动病的症状。

（1）抗组胺类晕车药

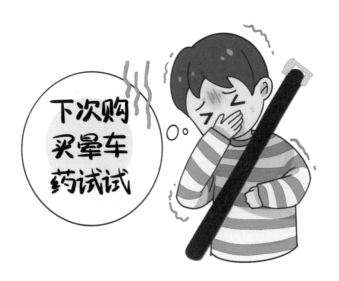

下次购买晕车药试试

可以通过作用于前庭、呕吐中枢，阻断前庭核区胆碱能突触迷路冲动的兴奋，发挥强大的抗晕动病作用。此外，还可以产生一定的镇静作用。主要有苯海拉明、茶苯海明（晕海宁）、异丙嗪、美克洛嗪等，是晕车药物的首选。

（2）抗胆碱类药物主要通过降低副交感神经兴奋性而发挥作用。主要有东莨菪碱、苯环壬酯等。

（3）钙离子拮抗剂脑益嗪、西比灵等可以增强脑部血液的供应量，从而提高中枢对前庭刺激的耐受能力。

（4）作用于中枢神经的地芬尼多可以增加椎基底动脉血流量，调节前庭神经系统，阻断前庭神经末梢传出的前庭眩晕性冲动，抑制呕吐中枢和（或）延脑催吐化学感受区，从而发挥抗眩晕及镇吐的作用。

（5）镇静类药物如安定、巴比妥钠等，主要是通过降低神经系统兴奋性而发挥相应作用。

（6）此外甲氧氯普胺（胃复安）、多潘立酮等药物则是通过其止吐作用而改善缓解晕车的症状。

一般的晕车药如茶苯海明、东莨菪碱、苯环壬酯、地芬尼多、异丙嗪等需在出发前半个小时左右服用，而美克洛嗪在出发前1小时服用较为适宜。

茶苯海明，每4小时服用1次，每日服用在4～6次左右；东莨菪碱如有必要可间隔6小时服用1次，每天不超过3次；苯环壬酯在必要时，可在4～5小时之后再次用药；地芬尼多每日3次；美克洛嗪每日1次给药；异丙嗪每次25 mg，每日2次。

（7）还有些人喜欢用晕车贴，晕车贴是由背衬层、凝胶层、防粘层等部分组成，凝胶层里含有薄荷等天然植物萃取成分，具有醒脑提神之功，应该在出发前2～4小时外贴，贴于耳垂根部的后凹处，药效时间持续较长，可达72小时之久。换言之，1天左右的较短行程，一般口服晕车药即可满足需求，而对于行程较长的旅途，可能晕车贴就较为方便。

晕车药虽然可以缓解人们的晕车症状，但作为药物，仍然不免存在着一些不良反应，并非所有人都适合使用。

（1）茶苯海明：有嗜睡、注意力不集中、反应迟钝等不良反应。对乙醇胺类药物过敏者禁用、孕妇禁用，哮喘患者、青光眼患者、前列腺增生等患者慎用。

（2）东莨菪碱：禁用于青光眼、前列腺肥大、重症肌无力、严重心脏病等患者，同样也不适宜于儿童使用。

（3）苯环壬酯：青光眼患者禁用，前列腺肥大者慎用。

（4）地芬尼多：青光眼、胃肠道或泌尿道梗阻性疾病以及心动过速患者慎用。

（5）美克洛嗪：膀胱颈狭窄、良性前列腺肥大、闭角型青光眼等患者慎用。

（6）晕车贴：6岁以下儿童、孕妇、青光眼患者则不宜使用。

"是药三分毒"，在选用晕车药时，应根据自己的旅途行程长短来综合选择合适的药物。一般在出发前服用药物，才可起到预防晕车的目的。服用晕车药时，应注意用药间隔与用药剂量，不要因为还是感觉有眩晕感而私自高频次、大剂量用药，以免加大不良反应。儿童用药与老年人用药需仔细阅读说明书，考虑是否需要调整剂量。选用晕车药前还需考虑药物的禁忌证，不可盲目选用药物，尤其是青光眼患者更加需要慎之又慎。此外，如果患者还在服用其他药物时，需注意是否含有与晕车药相同的组分如抗组胺药物，以免重复给药，加大药物不良反应的发生发展。谨记：晕车药！合理使用是关键，安全意识是保障。

止咳药物哪家强？对症下药才恰当

"气道"，即人们呼吸时气体流经的通道。鼻、咽、喉组成了上呼吸道，气管、支气管和肺部器官组成了下呼吸道。正常情况下，气道呼吸顺畅，但若受到黏液、有毒、有害物质、炎性因子等刺激时，咳嗽反射弧被激活，就会咳嗽。

咳嗽，大家都太熟悉了吧！但你真的了解咳嗽吗？咳嗽的"真相"是什么呢？镇咳药物有哪些呢？如何才能合理使用镇咳药物呢？

有些人可能会觉得咳嗽对身体健康不利，应当马上积极地去止咳。实际上，因气道受到刺激而出现的咳嗽是一种清除上呼吸道异物最有效的手段，可以被认为是一种先天的、内在的防御机制，因而从某种意义上说轻微咳嗽对人体是有益的，目的是为了清除气道周边的异物、浓痰和炎性物质，实际上是使气道保持通畅的一种生理性行为，也就是说咳嗽同"吃喝拉撒"一样，自然存在且始终相伴。那既然是这样，又何必急吼吼地去止咳呢？当然，咳嗽也可能是呼吸道或肺部疾病的迹象，事实上人体咳嗽机制的缺失或损伤对疾病的早期发现是不利的，甚至是严重的、致命的。

辩证地说，咳嗽对人体有着有利的一面，也会存在一定的损害。持续咳嗽会干扰患者的呼吸、日常生活、社会活动和睡眠，导致生活质量下降和社交障碍。此外，还可能会导致人体晕厥发作、尿失禁、肌肉疼痛、失眠和疲劳等问题。当咳嗽引起的这些困扰出现时，就需要药物治疗了，例如镇咳、祛痰、抗感染、抗过敏治疗等。总之，咳嗽是一种机体清除异物的自我保护措施，同时也是某些疾病的先兆，持续咳嗽可能对人们的健康有害。

应注意，气道上分布着许多神经，其中引起咳嗽的感觉纤维都起源于迷走神经。咳嗽受延髓咳嗽中枢的控制，非自主咳嗽反射由完整的咳嗽反射弧参与完成，包括外周感受器、迷走传入神经、咳嗽高级中枢、传出神经及效应器（如膈肌、喉、胸部和腹肌群等）。引起咳嗽的化学感受器可以探测到广泛的潜在有害刺激，包括外源性的化学物质和内源性的炎症分子，绝大多数化学受体是无髓鞘（即慢传导）的C纤维，在健康的呼吸系统中通常处于相对静止状态，但在对组织刺激或炎症的反应中会被持续激活。引起咳嗽的低阈值机械感受器被归类为髓鞘化（即快速传导）的Aδ纤维，对点状（类似于触摸样）的刺激、气道pH的快速下降和低渗溶液非常敏感。刺激支配气管、肺的C纤维以及对机械、酸敏感的Aδ纤维，即能直接诱发咳嗽。高敏感性是慢性咳嗽的重要生理机制，与瞬时受体电位（TRP）通路激活、气道炎症、神经通路及咳嗽中枢的易化休戚相关。

咳嗽按照所持续的时间来分，可分为急性咳嗽（<3周），亚急性咳嗽（3～8周）和慢性咳嗽（>8周）。根据咳嗽的性质来分，可分为干咳与湿咳（关键点是咳痰是否大于10 mL）。慢性咳嗽可根据胸部X线检查，分为有明确病变的和无明显异常的不明原因的慢性咳嗽。事实上，大部分咳嗽基本上可在3周内恢复，镇咳药只能起到短暂缓解症状的作用，并不能对病因进行治疗，因而一般不需要镇咳治疗。

慢性咳嗽如持续较长的时间可能引起心血管、消化、神经、泌尿、肌肉、骨骼等多个系统的并发症，如尿失禁、晕厥、失眠、焦虑等。对于严重的咳嗽，例如剧烈的干咳或者频繁的咳嗽，若已经影响到工作、学习、休息、睡眠时，就应该进行镇咳治疗。常见的引起咳嗽的原因有急性感染（气管支气管炎、支气管肺炎、病毒性肺炎等）、慢性感染（支气管扩张、肺结核等）、气道疾病（哮喘、慢性支气管炎、慢性鼻后滴流等）、器质性疾病（慢性间质性肺纤维化、肺气肿等）、肿瘤、心血管疾病（左心室衰竭、肺梗死、主动脉瘤等）、反流性食管炎及部分药物（如血管紧张素酶抑制剂，ACEI，"普利"类降压药物）等。

对于咳嗽的治疗，应先考虑对因治疗，当对因治疗无效时，再进行对症治疗。针对引起咳嗽的不同病因，治疗措施并不相同：① 对于哮喘、咳嗽变异性哮喘，可以采用支气管扩张剂和吸入糖皮质激素进行治疗。② 嗜酸性粒细胞性支气管炎可采用吸入糖皮质激素及白三烯受体抑制剂进行治疗。③ 过敏性鼻炎可用局部鼻腔类固醇和抗组胺药或局部鼻用抗胆碱能药（如有需要，也可加用抗菌药物）治疗。④ 胃食管反流引起的咳嗽，可使用组胺H_2拮抗剂或质子泵抑制剂（PPI）进行治疗。⑤慢性支气管炎和（或）慢性阻塞性肺疾病（COPD）引起的咳嗽，可通过戒烟治疗、针对COPD进行治疗。⑥感染性气管支气管炎引起的咳嗽，可采用适当的抗菌药物加以治疗，并对鼻后滴流进行治疗。⑦对于短暂的急性咳嗽（如上呼吸道感染引起的）、持续性咳嗽（尤其是在晚上）、儿童咳嗽等可采取对症治疗的措施。⑧值得一提的是，药物不良反应诱发的咳嗽约占20%，如前所述的ACEI类药物所引起的夜间干咳，是由于体内缓激肽水平升高所致，且亚洲人群缓激肽水平本来就比欧美人群高，因而服药后出现夜间干咳的比例更大。这种情况下，用任何镇咳药物均是无效的，应当及时停药并选择其他药物替代，如换用血管紧张素Ⅱ受体拮抗剂（ARB，即"沙坦"类降压药物）。

对于咳嗽来说，镇咳药和祛痰药是最为常用的药物，让我们一探端倪。

▶ 镇咳药

镇咳药一般可分为中枢性镇咳药、外周性镇咳药及一些中药类镇咳药，如常见的复方甘草片、复方甘草合剂、橘红痰咳液、蛇胆川贝液等。中枢性镇咳药物通过作用于延髓咳嗽中枢的一个或多个位点而起到镇咳作用，外周性镇咳药则是与咳嗽反射弧中的感受器、传入神经、传出神经、效应器上的受体结合而产生镇咳效果。

1. 依赖性中枢镇咳药

中枢性镇咳药物根据是否存在成瘾性，又分为依赖性与非依赖性两类镇咳药。依赖性的镇咳药为吗啡类生物碱及其衍生物，镇咳作用明显，但因有成瘾性，仅在其他药物治疗无效时，可以短暂使用，常用的包括可待因、福尔可定、羟蒂巴酚等，均是阿片受体激动剂，通过激动阿片受体来发挥作用。

可待因可用于各种原因引起的剧烈干咳和刺激性咳嗽，尤其适用于伴有胸痛的剧烈干咳。但因其可以抑制呼吸道腺体的分泌和纤毛运动，对于有痰的患者需要与祛痰剂合用，可待因的不良反应包括兴奋、烦躁不安、呼吸抑制、便秘等，长期使用可产生成瘾性，因而18岁以下儿童禁用，目前磷酸可待因的口服溶液被国家明令作为二类精神药品进行管理。

福尔可定成瘾性比可待因小，在人体内不会代谢产生吗啡，口服效果佳。福尔可定的呼吸抑制作用较吗啡弱，新生儿和儿童对于福尔可定的耐受性都较好，不会引起便秘或者消化功能紊乱。

羟蒂巴酚的镇咳效果较磷酸可待因强5～14倍，但临床所用剂量仅为磷酸可待因的1/10，且起效快，作用持久，不良反应包括便秘、呼吸抑制、成瘾性等。

2. 非依赖性中枢镇咳药

非依赖性的中枢镇咳药多为人工合成，包括右美沙芬、喷托维林、右啡烷、普罗吗酯等。

右美沙芬为常见的非依赖性的中枢镇咳药，可用于干咳，镇咳强度与可待因相等或略强，长期使用未见成瘾性，治疗剂量下不会产生呼吸抑制，偶见轻度口干、头晕、嗳气、恶心、便秘等不良反应。

喷托维林常用于上呼吸道感染引起的无痰干咳和百日咳等，对于小儿的疗效优于成人，镇咳强度为可待因的1/3，适用于干咳无痰的患者，无成瘾性。但该药具有抗惊厥和解痉的作用，青光眼及心功能不全者慎用。

右啡烷为右美沙芬的代谢产物，目前看来可能会取代右美沙芬而广泛应用于临床。

3. 外周性镇咳药

外周性镇咳药又被称为末梢镇咳药，通过抑制咳嗽反射弧的某一环节来发挥作用，包括局部麻醉药与黏膜防护剂，如那可丁、苯丙哌林、莫吉司坦、苯佐那酯等。

那可丁是在1804年从罂粟属植物鸦片中提取得到的，它作为镇咳药已有100多年的临床使用历史了。那可丁可解除支气管平滑肌痉挛，抑制肺牵张反射引起的咳嗽，镇咳作用与可待因相当，可兴奋呼吸，无成瘾性。目前临床上一般使用那可丁的复方制剂，即复方甲氧那明胶囊，含那可丁、甲氧那明、氨茶碱、氯苯那敏，但注意该药不宜与大环内酯类抗菌药物联合服药，尤其是有支气管痉挛史的超敏患者。

苯丙哌林为非麻醉性镇咳药，常用于刺激性干咳及其他原因如感冒、急慢性支气管炎、上呼吸道炎症（咽炎、鼻炎）等引起的咳嗽，镇咳效力比可待因强2～4倍，具有中枢和外周的双重镇咳机制。

苯佐那酯为丁卡因的衍生物，抑制肺牵张感受器及感觉神经末梢，常规的镇咳剂量不会引起呼吸抑制，作用强度略低于可待因，常用于急性支气管炎、支气管哮喘、肺炎、肺癌所引起的刺激性干咳、阵咳等，偶见嗜睡、恶心、眩晕、胸部紧迫感和麻木感、皮疹等。

4. 镇咳中成药

中医通常将咳嗽的病因、病机分为外感咳嗽和内伤咳嗽两类。外感咳嗽为外感六淫、疫疠时邪及环境因素所致，内伤咳嗽为饮食、情志、他脏疾患等内生病邪引起。内伤咳嗽又多因外感等迁延不愈、脏腑功能失调，表现为咳嗽反复发作，病势缠绵。介于两者之间的为邪气留恋，肺气上逆所致。总之，均是肺气不宣，失于肃降，而致咳嗽。

细分则为散寒止咳剂、清热止咳剂、燥湿止咳剂、润肺止咳剂、泄热平喘剂、化痰平喘剂、补肺平喘剂、纳气平喘剂。

（1）散寒止咳剂：用于风寒束肺、肺失宣降所致的咳嗽，表现为咳嗽、声重、鼻塞、咳痰清稀量多、气急、胸膈满闷等症状，如杏苏止咳糖浆。服用1周如病证无改善，应停止服用，及时去医院就诊。

（2）清热止咳剂：用于肺热所致咳嗽，表现为咳嗽、痰多黄稠、胸闷等症状，

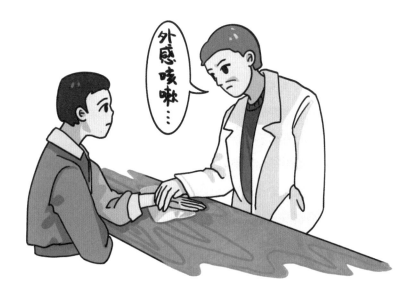

如急支糖浆、百咳静糖浆。但注意不要临睡前大量服用，因为该类中药咳嗽药水中大多含有麻黄碱成分，会兴奋中枢，影响睡眠。

（3）燥湿止咳剂：用于痰湿阻肺，表现为咳嗽、痰多黏稠、不宜咳出等症状，如橘红痰咳液。方中化橘红、半夏、茯苓、甘草理气燥湿化痰，百部润肺止咳，苦杏仁、白前宣肺降气，化痰止咳，五味子益气敛收。诸药合用，理气化痰，润肺止咳，但风热者忌用。

（4）润肺止咳剂：用于燥邪犯肺，表现为咳嗽痰少、不宜咳出或痰中带血等症状，如川贝雪梨膏。

（5）泄热平喘剂：用于肺热喘息，表现为发热、咳嗽、气喘、咯痰黄稠等症状，如止咳平喘糖浆。

（6）化痰平喘剂：用于痰浊阻肺，表现为喘促、痰涎壅盛、气逆等症状，如咳喘宁口服液。其组分中含有罂粟壳，具有成瘾性，停药后会出现烦躁不安、恶心、呕吐等心理和生理症状，不可久服。

（7）补肺平喘剂：用于肺虚，表现为喘促、气短、自汗、神疲乏力等症状，如咳宁糖浆。

（8）纳气平喘剂：多用于重症患者。

需要着重提一下临床上较为常用的复方甘草片，复方制剂，含有甘草流浸膏、阿片粉、八角茴香油、樟脑等成分，用于镇咳祛痰。由于含有阿片成分，存在依赖性的问题因而不宜长期使用。2020年3月，国家要求对复方甘草片加强监管，对其不良反应、注意事项等进行修订。事实上，甘草有弱皮质激素样作用，长期、大剂量服用，可能会有引起水钠潴留和低血钾的假性醛固酮增多、高血压和心脏损害的危险。哺乳期妇女、孕妇、儿童和运动员都不宜使用本品。

复方甘草合剂，又称棕色合剂，是临床上最为常用的止咳化痰类糖浆剂，含甘草流浸膏、复方樟脑酊、愈创木酚甘油醚、甘油、浓氨溶液、乙醇。甘草流浸膏为保护性祛痰剂，复方樟脑酊为镇咳药，愈创木酚甘油醚为祛痰药。因为合剂中含有乙醇，服用后不能马上开车，否则会被判为"酒驾"，同时应避免与能够诱发"双硫仑样"毒性反应的如头孢类抗菌药物、甲硝唑、降糖药物达美康、抗凝药物华法林等合用，谨记"吃药不喝酒、喝酒不吃药"！

▶ 祛痰药

祛痰药可以提高分泌物的清除效率，作用机制包括增加分泌物的排出量、降低分泌物的黏稠度、增强纤毛的清除，故分为3类祛痰剂。常见的有愈创甘油醚、氨溴索、桃金娘、乙酰半胱氨酸、羧甲司坦、厄多司坦等。

愈创甘油醚可刺激胃黏膜，反射性地引起支气管分泌增加，从而使痰液被稀释，可出现恶心、胃肠不适、头晕、嗜睡等不良反应，肺出血、肾炎和急性胃肠炎患者禁用，妊娠3个月内的孕妇禁用。

氨溴索是溴己新（即必嗽平）在体内的代谢产物，可促进呼吸道内黏稠分泌物的排出及减少黏液滞留，具有显著的促进排痰，改善呼吸状况的作用，不良反应轻微，主要为胃部灼热、消化不良和偶尔出现的恶心、呕吐等。

乙酰半胱氨酸可使黏液中的糖蛋白多肽链的硫键断裂，降低痰液的黏稠度。

桃金娘油是桃金娘科树叶的提取物，属于挥发性植物油，常用药物为桉柠蒎和标准桃金娘油，可重建呼吸道的黏液纤毛清除系统的清除功能，从而稀化和碱化黏液，增强黏液纤毛运动，促进痰液排出。

羧甲司坦可以使黏蛋白的二硫键断裂，降低分泌物的黏度，促进其排出。

▶ 合理用药

综上所述，咳嗽时，急着使用咳嗽药物是不明智的，应查找引起咳嗽的病因，对因治疗，从根本上治愈咳嗽。只有当咳嗽较为严重，影响到日常生活、学习、工作与睡眠时，才应根据咳嗽的病情，如咳嗽的轻重程度、有痰无痰、喘与不喘等去选择不同组分的适宜的镇咳药物。以下是镇咳药物合理用药的10大提示。

（1）咳嗽分为"干咳"和"湿咳"，干咳单用镇咳药物即可，湿咳则以祛痰为主，应联合使用镇咳药与祛痰药，这样有利于痰液的排出和增强药效。另外，止咳药物在联合使用上需要谨慎，因为很多药物的成分较为相似，有重复用药的可能，甚至剂量超过完全范围，进而产生不良反应，因而咳嗽用药并非多多益善！

（2）持续出现咳嗽1周以上，并伴有发热、皮疹、哮喘且反复出现，应去医院明确诊断或咨询医生和药师。而镇咳药连续服用1周，症状未缓解的也应及时就医。事实上，虽然有些镇咳药是非处方药物（OTC药物，即不需要凭借医生处方就可购买，换言之即安全性相对较高），但急着自行购买服用是不明智的，应查找引起咳嗽的病因，对因治疗，从根本上治愈。

（3）细菌感染、病毒感染、大气污染、烟尘、肿瘤等因素都可能会引起咳嗽，盲目地使用抗菌药物不但无济于事，还可能会促使细菌耐药性的产生。要知道，普通感冒引起的急性咳嗽大多是病毒性的，对症使用抗组胺药物及减鼻充血剂就可以缓解症状，无需联合使用抗菌药物。

（4）含有平喘成分（如麻黄碱）的咳嗽药水，可松弛支气管平滑肌，适用于伴有轻度气喘的咳嗽。然而麻黄碱可以兴奋中枢神经系统，引起焦虑、头痛、心悸、血压升高等不良反应，不宜长期服用。为避免服药后可能出现失眠，也不宜晚上服用。类似于临睡之前"猛喝一口"咳嗽药水，以求达到镇咳、催眠的作用是不理智的。此类镇咳药水包括小青龙合剂、急支糖浆、百咳静糖浆等。此外，部分止咳中药中还含有罂粟壳（如强力枇杷露、咳喘宁口服液），有成瘾性，停药后会出现烦躁不安、恶心和呕吐等心理和生理症状，不可久服。

（5）婴幼儿的呼吸系统尚未发育成熟，咳嗽反射较差，切忌随意使用止咳药物，尤其是2岁以下的婴幼儿，2～3岁的幼儿也应尽量不用，及时儿科就诊才是上上策。

（6）中枢性镇咳药可引起嗜睡，驾驶员、高空作业及操作精密机器者慎用，尤其是合并使用抗过敏药物时，更加应该注意。另外，妊娠妇女、严重高血压者、有精神病史者禁用。

（7）糖尿病患者不宜使用镇咳糖浆剂、含糖颗粒剂和丸剂等。

（8）服药时应遵循药品说明书或谨遵医嘱，按时给药，不可自行随意按需给药，否则会造成药物疗效的降低或者不良反应增加。类似于咳嗽严重时多喝一点，缓解时少喝一点，即将痊愈时不喝了，是行不通的。

（9）一般认为中药较西药来得温和，安全性也较高，实际上这是一种误区。与西药不同，很多中药的不良反应与药物的相互作用往往都还不明确，但这并不代表中药没有不良反应或者药物之间的相互作用，长期服用更加应当慎之又慎。例如常用的甘草就有弱皮质激素样作用，可引起假性醛固酮增多、水钠潴留和低血钾等问题，有引起高血压和心脏损害的风险。

（10）咳嗽发作期间，除了合理用药之外还应注意多休息，多喝水，注意保暖，戒酒更忌吸烟，也忌刺激性和辛辣的食物。事实上，多喝一点蜂蜜水或者柠檬水，对于止咳确有一些帮助，但需要注意的是蜂蜜水不能给1岁以下的孩子服用，因为蜂蜜较易被肉毒梭菌污染，有食物中毒的危险。

神奇的雌激素，让人欢喜让人忧

雌激素（estrogen）是一种能够促进雌性动物（女性）第二性征发育及性器官成熟的甾体类激素，主要由卵巢和胎盘分泌产生，其受体广泛分布于生殖系统靶器官，包括外阴、阴道、子宫、输卵管和卵巢，以及生殖系统外的靶器官，包括骨骼、心血管、中枢神经系统、肝脏、皮肤等。

雌激素不仅具备促进和维持女性生殖器官和第二性征的生理作用，还对内分泌系统、心血管系统、代谢系统、骨骼的生长和成熟、皮肤等均有明显的影响。人体雌激素水平的均衡和稳定非常重要。

▶ 雌激素真神奇，均衡稳定是首要

雌激素主要可作用于生殖系统及非生殖系统两个部分。对于生殖系统，相对均衡水平的雌激素是维持女性的第二性征、卵子的发育和排出、妊娠发生的一项重要保障。在非生殖系统方面，雌激素可以促进青春期骨骼的生长和骨骺的闭合，对于维持骨矿物质含量具有重要的意义。众所周知，在女性绝经期后，雌激素的水平会下降，骨折的风险也会随之增高。雌激素对于心血管及中枢神经系统也具有一定的保护作用，可促进血管活性物质的生成，有助于血管内皮的修复，维持血管张力，保持血管通透性从而产生抗动脉粥样硬化的作用。此外，雌激素可以促进神经胶质细胞的发育、神经递质的合成、神经细胞的生长与分化等，有研究表明在女性绝经期后补充雌激素，还可以增强语言记忆及学习新知识的能力。

事实上，雌激素的缺乏对于女性第二性征、生殖系统的发育与成熟都会产生不利的影响，如子宫萎缩、外阴萎缩等；而在青春期，如果雌激素水平低下可能导致发育异常、身高过高等。与之相反，青春期雌激素水平过高，则可加快骨骺的闭合而影响身高。此外，雌激素缺乏还可导致冠心病、骨质疏松、阿尔茨海默病等疾病的发病率增加。

当人体缺乏雌激素时可予适当、精准地补充，但如果无视自身体内的雌激素水平和家族的遗传情况，盲目乱补雌激素，反而会致病，例如会诱发乳腺癌、子宫肌瘤、乳腺增生等，因此均衡、稳定的雌激素水平十分重要。

▶ 神奇的雌激素，男女均有

传统观点认为，雌激素是一种"女性"激素，但其实男性体内也存在雌激素，适量的雌激素对于男性的心脏同样有保护作用，同样可以降低心脏病引发死亡的风险。雌激素缺乏和雌激素受体缺陷也是导致男性骨质疏松的重要原因之一，也就是说，对于男性衰老，雌激素分泌不足同样是诱因之一。

同样道理，男性体内雌激素水平低，也可以适当补充，但如果补充过多也一样会产生不良反应，如导致男性乳房增大、影响精子生成、性欲低下等。

▶ 雌激素类代表性药物有哪些

雌激素是由带有芳香A环的18个碳原子组成的甾体激素。内源性的天然雌激素包括雌酮（E_1）、雌二醇（E_2）和雌三醇（E_3），其中E_2的生物活性最高，但药效较短，脂化后效果会有所延长。E_1的活性相当于E_2的30%～50%，而E_3则是E_1与E_2的最终代谢产物，活性最弱。

临床上用的雌激素类药物多为天然雌激素雌二醇的衍生物，如苯甲酸雌二醇、戊酸雌二醇、环戊丙酸雌二醇等。合成的雌激素类药物包括半合成的炔雌醇、尼尔雌醇和全合成的己烯雌酚、己烷雌酚等。

雌二醇为天然的雌激素，适应证为雌激素缺乏综合征，适用于有骨折风险妇女的骨矿物质含量丢失。口服起始剂量为1～2 mg，用药过程中如出现静脉血栓栓塞、黄疸、偏头痛突然发作、突发性视力障碍、血压显著升高等，应立即停药。

戊酸雌二醇的适应证为：与孕激素联合使用建立人工月经周期中用于补充主要与自然或人工绝经相关的雌激素缺乏患者、血管舒缩性疾病（如潮热）、生殖泌尿道营养性疾病（如阴道萎缩、性交困难、尿失禁等）、精神性疾病（如睡眠障碍、衰弱等）以及宫颈黏液的改善。戊酸雌二醇为口服给药，因为个体差异较大，剂量需根据个体进行调整，一般每日1片（1 mg）。注意：戊酸雌二醇不能用于妊娠或哺乳期妇女，且服用该药存在一定的风险，如果首次出现偏头痛或出现频繁而异常的重度头痛，或有其他可能为脑血管阻塞的先兆症状时，应立即停止服药。出现或者怀疑出现血栓症状时，也应予停用。事实上，用雌激素类药物治疗可增加患者胆结石的发生率，某些妇女在雌激素治疗期间容易发生胆囊疾病。而年龄较大的女性，如65岁或65岁以上，在使用雌激素治疗时很有可能出现老年性痴呆，务必谨慎。

炔雌醇的适应证为补充雌激素不足，治疗女性性腺功能不良、闭经、更年期综合征等。也可用于晚期乳腺癌（绝经期后妇女）、晚期前列腺癌的治疗。与孕激素类药合用，能抑制排卵，即可作为避孕药服用。炔雌醇是强效的口服雌激素，作用约为己烯雌酚的20倍，用于性腺发育不全，每日0.02～0.05 mg；用于更年期综合征，每日0.02～0.05 mg；乳腺癌的治疗，每日3次，每次1 mg；用于前列腺癌，每次0.05～0.5 mg，每日3～6次。肝、肾功能不全者、心脏病患者、子宫肌瘤、癫痫、糖尿病患者慎用，不明原因的阴道出血者则不宜使用。

己烯雌酚是人工合成的非甾体雌激素，适应证为补充体内的雌激素不足；乳腺癌、绝经期后及男性晚期乳腺癌，不能进行手术治疗者；前列腺癌不能手术治疗的晚期患者；预防产后泌乳、退（或回）乳等。用于补充体内不足，每日0.25～0.5 mg；用于乳腺癌，每日15 mg；用于前列腺癌，开始时每日1～3 mg（1～3片），依据病情递增而后递减，维持量每日1 mg；预防产后泌乳、退乳，每次5 mg，每日3次，连服3天。己烯雌酚有可能引发血栓症以及心功能不正常，引起肝功能异常、高脂血症、钠潴留，不规则的阴道流血、子宫肥大、尿频或小便疼痛等不良反应。有血栓性静脉炎和肺栓塞性病史的患者禁用，与雌激素有关的肿瘤患者及未确诊的阴道不规则流血患者、高血压患者禁用，孕妇禁用。

▶ **雌激素可以从食物中摄取，但仅为辅助治疗**

如前所述，使用雌激素类药物存在着脑卒中、栓塞和乳腺癌等风险，使用前一定要充分权衡利弊。事实上，人们除了通过药物来补充雌激素外，还可以通过食物外源性辅助摄取雌激素，例如可以通过饮用豆浆、蜂王浆等来辅助补充。

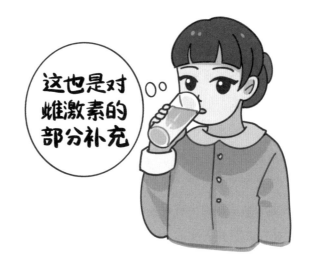

众所周知，豆浆中含有丰富的植物性雌激素异黄酮、蜂王浆中则含有丰富的动物性雌激素，外源性补充对于补充、维持雌激素水平是有利的。但临床共识，饮食只能做到对雌激素的部分补充，如果想通过外源性膳食摄取来达到良好的治疗效果，并不现实。

有研究人员针对4种常见含异黄酮的膳食补充剂植物成分，包括大豆子叶、大豆胚芽、红三叶草和葛藤进行了研究。这些植物成分所含的异黄酮都被认为可以保护骨骼健康，避免雌激素流失，防止骨质疏松、骨折等。研究过程中，将4种植物成分提取出的异黄酮与传统的双膦酸盐治疗、利塞膦酸钠和雌激素加孕酮进行了比较，结果是这些传统疗法减少了受试者22%～24%的骨质流失，但只有来自子叶和胚芽的大豆异黄酮分别显著减少了受试者5%～9%的骨质流失。可以这么认为：膳食补充有一定的效果，但并不如药物补充雌激素来得直接和有效，但膳食补充不良反应相对较少，相对安全。

综上所述，男性和女性体内都有雌激素，正常情况下应保持相对平衡，如果缺乏会引起相应的症状，如女性的生殖系统的变化、骨质疏松等。然而，雌激素也并非是多多益善，过高的雌激素水平对于女性与男性同样存在着严重的不良反应，例如引起血管栓塞、异常子宫流血、肝功能异常、胆道疾病等，因而不可以盲目地外源性补充。食源性补充只是一种辅助手段，药源性补充前则需要去医院做系统的检查，以确定是否真的是缺少雌激素并尽量规避用药风险。

事实上，雌激素并非人人都可以补充，例如有血栓性静脉炎和肺栓塞性病史患者应禁用，与雌激素有关的肿瘤患者及未确诊的阴道不规则流血患者、高血压患者等应禁用。雌激素水平的均衡和稳定对于生殖系统、骨骼、心血管、中枢神经系统等的健康十分重要，但仍需根据自身激素的水平、基因遗传的状况，经过相关系统检查，确定为雌激素水平较低且无相关禁忌证时，才能考虑补充，谨遵医嘱非常重要，千万不可盲目乱用。

社会日新月异，人们对于健康的需求也与日俱增，但辨别真伪所付出的代价却是越来越大，因为有很多的"伪科学""养生学"充斥于网际。如前所述，雌激素是"双刃剑"，让人欢喜亦让人忧，安全合理使用很关键。药源性补充一定要到正规的医疗机构就诊，权衡利弊后根据个人的实际情况遴选适宜剂量，谨遵医嘱、规范用药、随访复诊，以求安全。长时间、大剂量地使用雌激素类药物也是不妥的。

不要轻信被描绘得神乎其神的增加雌激素水平的保健（食）品，尤其是不要轻易地从网上购买并服用，因其是食品属性，不以治疗疾病为目的，且本来就不应该具有药物般的不良反应，越是"鼓吹"疗效好、不良反应小越是不靠谱。

谨记：雌激素并非"神药"，退一万步说，即使是"神药"，运用不当也会变成"毒药"，且行且珍惜！

篇八

都「药」知晓

——小知识大道理

药品都能放冰箱保存吗？

送服药物用什么液体？

怎么吃药不黏嗓子？

药片那么多，是不是可以掰开呢？

药片中有淀粉？它有什么用处？

......

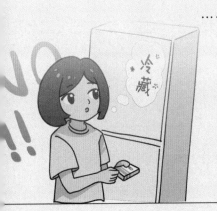

辩证看待有效期，
保证药效是第一

笔者多年从事药品调剂工作，在发放"小牛去蛋白提取物眼用凝胶"时会提醒患者：药品开封使用不要超过1周。很多人难以理解，这个药的有效期不是很长吗，为什么只能用1周呢，是不是自相矛盾了呢？实际上，药品的有效期与使用期限是有差别的。

药品的有效期指的是药品在规定的贮存条件下（一般为药品说明书上所要求的贮存条件），能够保证质量合格的一个期限。但药品是非常特殊的"食物"，跟牛奶、酸奶一样，也是有特定保质期的。日常生活中，生了病需要进行药物治疗，疾病一旦好转，没用完的药反而倒是成了"鸡肋"，弃之可惜，继续用又会有诸多担心。有的人看到药品上标注的有效期还很长，会留着备用，但是启封使用过的药物，到底能存放多久？再次生病服用时，还能够保证药效吗？

"外行看热闹，内行看门道"。事实上，药品有效期的制定，先决条件是在规定的贮存条件下保存，且没有启封。而温度、湿度、光照都是影响药品稳定性的关键因

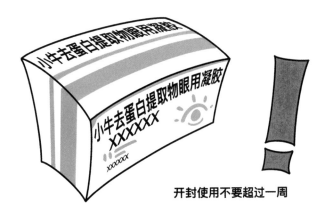

开封使用不要超过一周

素，例如胰岛素一般需要在2～8℃的条件下冷藏；硝酸甘油片需要在避光的条件下保存；德巴金片容易吸潮，存放环境的湿度不能过高。此外，对于启封后的药物，在多次使用过程中仍有被微生物甚至是病原微生物污染的可能，从而导致药品的稳定性下降，不良反应增加，使用期限大为缩短。

也就是说，按照规定的储存条件、未启封的药品，我们可以认为在有效期之前都是可以放心使用的。那么，启封以后，还能保存多久呢？对于说明书上明确有规定启封后使用期限的药物，应该严格遵照说明书的规定，如小牛去蛋白提取物眼用凝胶启封后不能超过1周。此外，使用前需要临时配置的药物，使用期限也应按药品说明书的相关规定来确定。例如，白内停眼药水，在使用前应将药片投入到溶剂中，待完全溶解后方可使用，片剂溶解后使用不能超过20天。对于改变储存条件的启封药品，更不能超过相应的时间限定，如胰岛素启封后可以室温放置（10～30℃），但要严格避免光照，且不能超过1个月。一些儿童用的混悬剂，如泰诺林（对乙酰氨基酚）或者美林（布洛芬），启封后应该拧紧盖子放在冰箱中冷藏，且不超过6个月。

但大多数药品的说明书上没有标明启封以后的使用期限，这该怎么办呢？首先，普通的一些药物启封后，务必注意避光、避潮、避高温，服用前观察药品的性状，如有异常，如裂片、黏化、水解等应予丢弃，还是不放心的话可以咨询专业的调剂药师或者临床药师。其次，《中华人民共和国药典》规定眼用制剂、耳用制剂、鼻用制剂启封后最多使用不超过4周。另外，医疗机构出于方便患者或者安全用药的考虑，有时会将整瓶的固体药品重新分包装，如将整瓶药进行10粒、20粒或30粒的分包。而在具体使用期限上并没有统一的规定，一般只是在分包装的口袋上标注药品的生产批号、有效期、分包装日期，但美国食品药品管理局（FDA）在2017年8月发布的执法政策指南《重新包装于单元剂量容器中固体制剂的有效期》中推荐，重新包装药品的有效期一般不超过6个月或药片剩余有效期的25%，且以较早的时间为准。

此外，《美国药典》与《美国国家处方集》规定，对于药师根据患者个体化需求进行配置的药物制剂，含水制剂在受控的冷藏条件下使用不超过14天；含水的局部、皮肤、黏膜制剂或半固体制剂使用不超过30天；无水制剂则不超过任一个组分的有效期或者6个月，且以较早的时间为准。

药品的有效期与药品的使用期限并不一致，药品的使用期限往往会短于药品的有效期。患者应按照说明书所推荐的期限来使用药品，超过使用期限的启封药品，应予弃用。患者应当根据药品说明书中的提示对未启封或启封后的药品进行保存，以免因光照、温度、湿度或者微生物污染等因素而导致药品提前变质、失效。对于有独立包装的药品，如铝箔板装的药片和胶囊，只要保存条件符合相关要求、独立包装完整、性状正常，在有效期内可以放心服用。

药品都能放冰箱保存吗?

药品是用于预防、诊断、治疗疾病的特殊商品。药效的发挥有赖于药品质量的稳定可靠,而药品的质量与其在贮藏、运输、使用过程中的环境因素如温度、光照、湿度等密切相关。此外,用药时的方式方法是否合理也会直接影响到药效。

取药时,人们有时会感觉到有些药品摸上去很"冰",药师还会嘱咐一定要将某些药物放置在冰箱中冷藏。查看说明书时,大家也会发现药物的贮藏条件为"室温、冷藏、阴凉避光、凉暗处"等。不同的药物或同种药物的不同剂型对于贮藏的温度要求各不相同。夏天高温时人们可能会中暑,那么药物会"中暑"吗?各种不同的贮藏条件具体对应的温度量化值是什么呢?

其实,关于药品的储藏,一般在药品使用说明书的"贮藏"项内会有详细的描述,如"室温保存",一般指的是10～30℃的范围。"凉暗处"一般是指药物要求避光且温度不超过20℃存放。"阴凉处"则是指温度不超过20℃存放。"冷处"是指2～8℃,冷藏存放。"遮光"是指用不透明的容器包装保存,如抗心绞痛药物硝酸甘油片就应该存放在棕色瓶子之中。

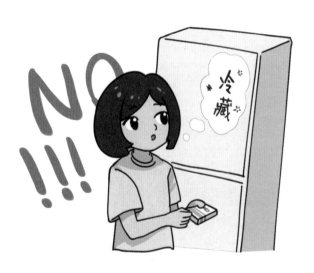

天气炎热,很多人担心房间里太热,把室温保存的药品放在冰箱内冷藏,这种做法对吗?不,不,不!事实上,要求室温存放的药品,一般是不建议放入冰箱保存的,这是因为即使是高温天气,室内避光处一般也不会长时间超过30℃,退一步说即使短时间内

室温超过30℃也不会马上引起药物理化性质的改变。一般情况下,只需要将药品放在通风、阴凉处储藏或打开空调降温即可。

对于药品而言,理化性质越接近2℃越稳定,但不能低于2℃,因为一旦低于2℃就不是冷藏了,而是冷冻或可称之为冻结,药品的理化性质会发生根本性的改变,即变质。事实上,即使不考虑冰箱内壁温度可能低于2℃的情况,冰箱内的空间还有湿度过高的问题,一旦药品吸湿并引起潮解,相较于温度过高对于药品理化性质的影响会更加大,乃至变质。所以说,一般室温放置的药物是不主张放冰箱冷藏的。

对于需要阴凉处保存的药品(<20℃),如某些眼药水,若是室温过高是可以放冰箱的,但需确保冰箱温度不低于2℃,拿出冰箱后至少放在室温下15分钟后才能滴眼,且开封后的眼药水要在4周内用完,逾期丢弃。

未开封的糖浆剂、混悬液一般都不建议放在冰箱中存放,因为温度降低会导致药物溶解度变小,溶质析出,产生沉淀,进而影响药效。糖浆剂、混悬剂本身的理化性质就不稳定,开封后不宜直接用嘴接触瓶口,以免滋生细菌。倒出服用后更应该及时拧紧瓶盖,放在冰箱当中冷藏。一般而言,半年后如果还没有用完,出于保证药效的考虑也应该丢弃!

众所周知,胰岛素一般要求开封前在冰箱中(2~8℃)冷藏,但很多人不知道胰岛素开封使用后只需要在25℃以下避光、通风的条件下即可保证药效,无须再放冰箱冷藏。一则胰岛素用量非常之少,反复置于冷热环境中,会吸入空气形成气泡,造成剂量标定的不准。二则冷藏的胰岛素,注射前一定要静置一段时间使其恢复到室温后才能注射,否则会引起疼痛感。但胰岛素开封后一般也最多使用4周,逾期丢弃。

人们在购买食品时,尤其是需要冷藏的食品,常会关注其有效期。同样,对于药品而言,有效期也是患者最为关注的信息。那么温度对于药品的有效期是否会产生影响呢?药品的有效期是指制剂中药物的有效成分降解10%所需要的时间,换言之,药品的降解速率越快,有效期就会越短,而温度则会显著地影响药品降解的速率,一般温度每升高10℃左右,药品降解的速率就会增加2~4倍。因此,对于家庭小药箱中的备药,尤其是一些抢救药物如硝酸甘油、硝苯地平薄衣片、可乐定、麝香保心丸、哮喘用药等,应当注意环境温度的变化对于药品质量的影响。尤其是在夏天,过高的室温可能会导致药品的效价降低，有效期缩短，作用大打折扣。以硝酸甘油片为例，贮藏条件为遮光、密封、在阴凉（不超过20℃）处保存，需要存放在棕色瓶子中，以防见光分解。另外，未开封的硝酸甘油片一般会做严密的蜡封或在瓶口端塞有纸团，这是为了防止片剂过多与瓶口空气接触，发生潮解而导致药效降低。但一旦开封服用了药物后，蜡封去除，纸团扔掉，潮解即会发生，据统计开封使用半年后硝酸甘油片的效价会下降50%左右，即可以考虑丢弃不用了。还有麝香保心丸，贮藏条件为密封，室温放置即可，但其中苏合香的组分容易挥发，与其他药物混放时可能会发生串味而导致药效降低，所以提倡单独放置或在盒子表面套一个保鲜袋，以充分保证药效。

对于很多药物，尤其是特殊剂型的药物，贮藏、运输、使用过程中的温度，对于药品的稳定性及药效的发挥都至关重要。一般来说，生物制剂如疫苗、干扰素、单克隆抗体、蛋白制品、血液制品、双歧杆菌、重组人生长激素等均需冷藏保存，温度过高会导致药物的降解、药效的下降，若降解物含毒性成分则可能会引起更加严重的毒性反应；对于含有挥发成分如酒精（比如藿香正气水）或含有挥发油的药品或药材（比如桃金娘胶囊、吉诺通），温度过高会导致其有效成分的流失；对温度特别敏感的剂型，如栓剂，则可能会软化，甚至融化，从而使其形状发生改变，以至于无法正常给药。

需要冷藏的药品，须有完整的冷链系统来确保药品的质量。冷链一般是指从药品的生产开始，直到患者用药前，在药品出厂、运输、贮藏、销售的各个环节中，保证药品始终处于2～8℃的条件下或规定的其他符合药品生物特性要求的存储条件，以求最大限度地保证药品的质量。2016年，震惊全国的"假疫苗"案其实就是由于冷链的缺失而导致的严重劣药事件。

栓剂一般在塞入人体腔道时才会发生融化继而产生药效。温度过高，如超过40℃则可能会出现软化、融化或变形的情况，影响药物的使用，故栓剂一般应放置于阴凉处或冰箱中冷藏。一旦出现初步的融化现象，则应及时置于冰箱中进行挽救，待其硬化后方可使用，但如融化严重，则应考虑丢弃不用。

对于口服的活性菌制剂，如双歧杆菌胶囊或散剂，需冷藏保存，以保证质量。服用时则应用不超过40℃的温开水或冷开水送服或冲泡，以避免水温过高而导致活菌失活。

对于患者而言，为保证药效正确，储存药品十分关键，故养成服药之前仔细阅读药品说明书是一个好习惯。切记：① 按要求正确贮藏药品，"迷信"放在冰箱内是大错特错的做法。② 不要胡乱混放有不同储藏要求的药品，尤其是宜串味的药品更加应该单独放置，如一些膏药、麝香保心丸等。③ 发现药品出现明显的肉眼可见的性状变化时，如裂片、浑浊、变色、黏稠等，不要服用。④ 药品应该有规则地存放在家庭小药箱里，先进先出，确保在有效期内服用，一般每3个月清理1次，并且放在小孩子够不到的地方，以免发生误服的悲剧。⑤ 特殊储存条件的药品该如何存放，建议咨询药师。

送服药物用什么液体?

众所周知,在服用药物时,需要用液体来送服,否则药品不能顺利地到达胃部,若滞留在食管内会对人体造成一定的伤害。需要强调的一点是,千万不能自说自话地"干吞"药物,一则不利于药物顺利、及时地进入消化系统进行代谢;二则可能会对食管产生损伤;三则某些特殊的药物剂型,如泡腾片如滞留在咽喉部会产生大量新生二氧化碳,可能导致窒息等严重的问题。

那送服药物用什么才妥当呢?事实上,对于绝大部分的口服药物,温开水是最好的送服溶媒。一般的片剂、胶囊剂、丸剂、颗粒剂大都可以用温开水送服。但也并非所有药物都适合,特殊情况下说明书会做明确的说明,例如孟鲁司特钠颗粒剂就推荐溶解在软性食物(如苹果泥)、配方奶粉或者母乳中后给药,因为这样有利于药物的吸收。

此外,还需要注意白开水的温度。水温不宜过低,否则可能会对患者的胃肠道产生一定的刺激,但也不能过高,一般以不感到烫嘴为前提,最好控制在40℃左右。

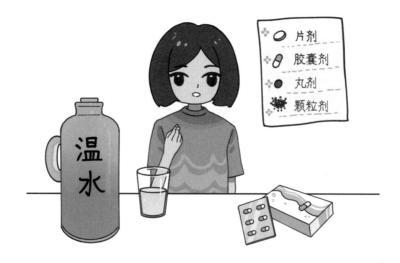

因为水温过高可能会导致胶囊壳软化或者药物理化性质的改变,例如,培菲康胶囊和散剂(属于生物活性制剂)应当以不超过40℃的温白开送服,否则活菌会被灭活。维生素类制剂(如维生素C泡腾片),因其理化性质不稳定,水温过高会导致其活性降低,甚至失活。

有些人为了方便,随手就用果汁、牛奶、酒精、茶、咖啡、苏打水等饮料来送服药物,其实这样做遗患多多。事实上,这些饮料的成分较为复杂,可能会改变药物的理化性质、患者体内代谢酶的活性以及药物在体内代谢的过程,从而对药效产生影响。

果汁可能会导致药物在体内的代谢发生改变,并不适合用来送服药物,尤其是葡萄柚汁,因其可以抑制肝脏药物代谢P450酶系的CYP3A4的活性,使该酶的活性降低,药物代谢变慢,造成体内蓄积,血药浓度变大,不仅会影响药效还可能会产生毒性。例如葡萄柚汁就可以显著提高部分他汀类药物的体内浓度,甚至出现横纹肌溶解的风险,而卡马西平的药时曲线下面积(AUC)也会被番石榴汁提高1.5倍之多。极端例子是,有患者在服用华法林(有效浓度与中毒剂量较为接近,治疗窗口窄,典型的"高警示药物")时摄入了酸果莓汁,导致国际标准化比值(INR)大于50,严重出血而最终死亡。此外,酸性果汁还可能会改变胃肠道的酸碱度(pH),影响药物在体内的离子化,进而影响药物在体内的吸收。

牛奶富含蛋白质、钙、镁、磷酸盐等成分,这些成分可能会和药物发生相互作用,影响药效。牛奶中的钙、镁离子可以与双磷酸盐、四环素和氟喹诺酮类抗菌药物等形成螯合物,导致药物不易被吸收。钙离子还会与环丙沙星等形成螯合物,可使其体内暴露量下降30% ~ 36%。此外,某些药物还可以与牛奶中的蛋白质相结合,从而使药物的吸收下降,例如苯妥英钠与牛奶中的蛋白质结合,AUC会下降。含有益生菌的奶制品更是不能用来送服药物,尤其是对于部分抗菌药物,因为不仅益生菌有可能会被灭活,甚至还会导致胃肠道不良反应的发生和发展。

酒精(乙醇)对于药物的吸收和代谢有非常大的影响,不能用其送服药物。脂溶性的药物与酒精同服后,溶解度会增加而导致药物吸收加大,血药浓度会升高,例如非洛地平与酒同服后吸收可增加2倍。酒精还具有中枢抑制作用,所以不能与镇静催眠药物同时服用，极端情况甚至会导致死亡。部分药物与酒精同服还可能会产生"双硫仑样"毒性反应，例如甲硝唑、头孢曲松、头孢拉定、头孢克洛、格列齐特等。此外，酒精还具有酶诱导作用，可降低部分药物的药效并加大其不良反应，例如苯巴比妥、华法林，所以"吃药不喝酒、喝酒不吃药"已经成了"金科玉律"。

茶水中富含茶多酚、维生素、鞣质等多种物质，但同样会对药物的吸收、代谢产生影响。事实上，茶对于包括心血管系统在内的多种疾病是有益的，但茶水可能会抑制CYP3A4、P-糖蛋白介导的外排作用，而影响诸多药物的代谢，例如同饮绿茶会降低华法林的INR值，抑制降压药物，如纳多洛尔的降压作用等。此外，茶水中的鞣质还可以与某些金属离子螯合进而影响药物的吸收，例如治疗贫血的铁剂以及治疗胃溃疡的氢氧化铝，均不能用茶水送服。

咖啡具有兴奋中枢和刺激胃酸分泌的作用。对于失眠患者而言，咖啡的中枢兴奋作用不利于安眠药的药效发挥，不能同服。对于会对胃肠道产生刺激性的药物（如布洛芬、双氯芬酸钠等非甾体抗炎药和某些抗菌药物等），如用咖啡送服，则可能会加重药物对胃肠道的刺激与损伤。

苏打水含有碳酸氢钠，呈弱碱性，确实有利于尿液的碱化，但在送服酸性药物时，如阿司匹林则可能会加速其排泄。苏打水的弱碱性还可以与胃酸发生中和，进而影响pH依赖性药物的吸收，容易使弱碱性药物的吸收增加而产生毒性，如红霉素等。对于西咪替丁、雷尼替丁、铁剂，则可以使它们的吸收减少。此外还可以使他克莫司、阿奇霉素等药物的血药浓度下降，所以也不宜用来送服药物。

综上所述，大部分的口服药物应当用温开水送服，水温控制在40℃左右为佳，不宜用其他饮料来送服，否则可能会引起药物的活性、吸收、代谢等诸多变化，进而影响药效和加大药物的不良反应。对于治疗窗口窄的药物，送服时需要格外谨慎，如果随意地选用饮料，会引起药物体内血药浓度的大幅度波动，降低药效，甚至引起毒性反应。

怎么吃药不黏嗓子？

　　药物，若未按正确的方式服用，比如采取干吞则有可能黏在嗓子里，不上不下，引起患者嗓子极度不适。若药物中含有损伤黏膜的刺激性成分，如阿仑膦酸钠，还可能引起食管黏膜的损伤。为了避免药物黏附在嗓子里的这种情况出现，正确的送服方式十分重要。

　　服药时，应先饮用适量的温开水，润润口腔和嗓子，这样做首先可以减少药物在口腔中发生黏附而便于药物进入食管。其次还可以减少药物在食管中的黏附，有利于其顺利达到胃部。

　　用温开水送服药物，有汽水瓶法和前倾法两种有助于降低药物在嗓子中发生黏附的方法。汽水瓶法适用于片剂，先倒一瓶水，将药片放置在舌头上，嘴唇夹紧瓶口后开始喝水，顺便将药片带入食管。前倾法则适用于胶囊剂，同样将胶囊放置在舌头上，然后喝一口水，但不要急于将水吞下，而是将头向前倾，下巴弯向胸口，最后在此姿势下将水和胶囊一起吞服。有研究表明，这两种方法可以将药片和胶囊的送服有效率分别提高60%和88%左右。

　　用温开水送服药片后，可以再喝一些水，以降低药片尤其是含有黏膜刺激性成分的片剂发生黏附于食管的风险，使其顺利到达胃部，同时也可以减少药物在口腔或食管中的残留。服用药片后究竟需要喝多少水并没有明确的标准，原则上是能将药片顺利地送至胃中即可。日常生活中，一般推荐200 mL左右比较适宜，喝一口水润润口腔与嗓子，再将药片送服，然后将剩余的水喝下。但应注意，喝水过多可能会加速胃的排空，反而不利于药物的吸收。

　　根据药物理化性质、作用部位与起效机制的不同，服药时的饮水量也应有所调整，绝非多多益善。对于容易在尿路形成结晶的药物，服药期间需要多喝水，如氟喹诺酮类抗菌药物、磺胺类抗菌药物、阿昔洛韦、抗痛风药物苯溴马隆等；阿仑膦酸钠对于

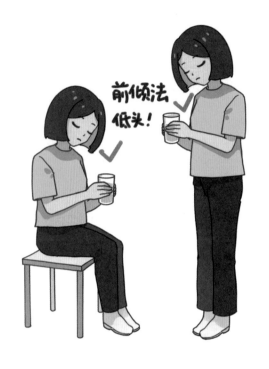

前倾法
低头！

食管有刺激性，在用药时需要喝大量的水，使药物迅速达到胃部；退热药如对乙酰氨基酚在用药后也需适量增加饮水，以避免因出汗而引起脱水情况。但有些药物在服药后，一般不宜多饮水，如胃黏膜保护剂铝碳酸镁、硫糖铝；发挥局部作用的糖浆剂、含片等；需要舌下含服的硝酸甘油等。此外，还有一些具备抗利尿作用的药物如醋酸去氨加压素，在服用后更加不宜多饮水，应严格限制饮水量。

有些人在服药时，习惯性的先喝口水，然后再扬脖子吞下去。事实上这种方式未必合理，尤其是对于胶囊剂而言。因为胶囊比水轻，在仰头时，可能会浮在水上，吞咽时有可能引起呛咳。较为合理的方式还应当是前倾法。另外，服用胶囊时应保持站立或者坐立的姿势，不宜卧床，还应避免用热水送服或将胶囊剂打开后服用。

综上所述，为了避免服药后药物黏附在嗓子并造成不适，患者宜采用合适的方式来送服药物。此外，还应根据药物的理化性质、起效机制等，适当地调整饮水量，以避免造成机体损伤或药效下降，充分保证用药的安全性。

小 贴 士

大部分药物应该用温开水送服，只有在送服活菌制剂（如培菲康胶囊或散剂）、活性疫苗制剂（如预防小儿麻痹症的糖丸）、维生素类药物（如维生素B_1、维生素B_2、维生素E泡腾片）时才应该用冷开水（水温不能超过40℃），切忌用酒或含有酒精的饮料及果汁（如葡萄柚汁）送服药物。

药片那么大，是不是可以掰开呢？

我们经常能见到儿童、老年人等特殊人群因药物服用的剂量问题或者仅仅是为了吞咽方便，把缓释、控释药片掰开甚至碾碎、咀嚼后服用。那么，这么多的药片，是否都可以掰开呢？药片掰开服用会不会影响药效呢？ 1/2 片 +1/2 片 =1 片吗？

事实上，大多数的缓、控释片剂是不建议掰开服用的，更不能碾碎或者咀嚼服用。此类制剂属于特殊结构，通过控缓释技术来维持24小时匀速释药，目的是为了减少患者的服药次数，提高用药的依从性。掰开可能会破坏制剂的结构，在药物表面形成横截面，药物从横截面进行释放，药物浓度会变得忽高忽低，甚至造成药物突然释放（即突释）而引起中毒。

从制剂学的角度上来说，缓、控释制剂按照制备工艺的不同可以分为骨架型缓控释制剂、膜控型缓控释制剂、渗透泵型缓控释制剂、微丸剂等，我们一一来看下端倪。

骨架型缓释片是药品与一种或多种固体骨架材料通过压制或融合技术而制成的片剂。① 以非洛地平缓释片（商品名：波依定）、吲达帕胺缓释片（商品名：寿比山、纳催离）为例，这类凝

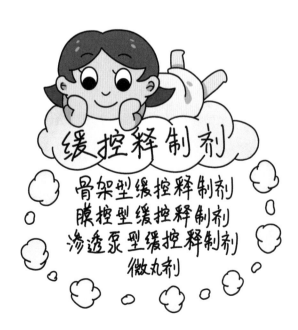

缓控释制剂

骨架型缓控释制剂
膜控型缓控释制剂
渗透泵型缓控释制剂
微丸剂

胶型骨架片如遇到水或消化液后会膨胀形成凝胶层，随着凝胶层的溶解及药物扩散来实现释药。② 硫酸吗啡控释片（商品名：美施康定），这类溶蚀型骨架片的骨架材料不溶于水但能溶于消化液，通过药物扩散和骨架结构的溶解来释药。所以此两类结构药品都需要整片吞服，不可以掰开，以防破坏骨架，从而无法达到药物缓慢、匀速释放的目的。③ 单硝酸异山梨酯缓释片（商品名：鲁南欣康），为不溶性骨架片，骨架材料为水溶性极小的高分子聚合物，胃液或肠液渗入骨架空隙后，药物溶解并通过骨架中的微小孔道缓慢地向外扩散释放。由于是一个一个药物小分子进行释放，这种结构的药物是可以掰开后半片服用的，但必须沿药片划痕（即刻痕）尽可能均匀地掰开。事实上，临床上出于分剂量准确性的考虑，不主张该药裂片（分劈）至1/4片或者1/8片服用。

膜控型缓控释制剂，是普通片剂外包被以具有良好成膜性能和机械性能的高分子聚合物形成薄膜，由包衣膜来控制药品的释放。主要有微孔膜包衣片和肠溶膜控释片2种：① 微孔膜包衣，通常使用胃肠液中不溶的聚合物作为衣膜，在包衣液中加入少量水溶性致孔剂，包裹在普通片剂上，从而达到控制药物释放的目的。如琥珀酸美托洛尔片（商品名：倍他乐克）即为膜控型微丸剂，即将直径约为1mm的球状小丸装入空胶囊剂或直接制成片剂，每个微丸均为独立的恒速释放单元，所以可以掰开服用，临床上1/4、1/8片服用也较为常见。② 肠溶膜控释片是药物外芯外包被肠溶衣，使药物在酸性的胃液中不崩解，而在碱性的肠道中进行"定点"释放。此类药品如埃索奥美拉唑肠溶片（商品名：耐信）是不可以掰开的，否则会破坏肠溶衣结构。

渗透泵型缓控释制剂则是采用渗透压原理制成的控释片剂，如硝苯地平控释片（商品名：拜新同）、格列吡嗪控释片（商品名：瑞易宁）、多沙唑嗪控释片（商品名：可多华）。通俗一点来说，就是通过电子激光技术在药物的一端或者两端打一小孔，当药物整片服用进入到酸性的胃液或者碱性的肠液中时，由于酸碱度（pH）的改变，小孔会融开，药物进行缓慢释放，从而达到匀速释药24小时的目的，维持血药浓度平稳并避免出现明显的峰谷现象。若掰开或碾碎服用，药物不经过小孔而从横截面释放，无法达到控制释药的目的，极易造成药物剂量的不足或者剂量超大而诱发中毒。

值得注意的是，同一药物，不同厂家由于制备工艺的不同，是否可以掰开也不一定。如盐酸曲马多缓释片（商品名：奇曼丁）可以按刻痕均匀掰开后半片服用，而另一厂家的盐酸曲马多缓释片（商品名：舒敏）则必须整片吞服。同样出于剂量准确的考虑，奇曼丁也不主张分劈至1/4片或者1/8片。

综上，谨记：① 所有的缓释、控释制剂都是不可以碾碎或者咀嚼服用的。② 请仔细阅读药品说明书，如明确写明可以或不可以掰开则需严格按照医嘱服用，但如果说明书上提到的是"整片或者整粒吞服"等字样，也就说明一般是不可以掰开服用的。③ 如果药片表面有刻痕，一般是可以掰的，但最好沿着刻痕整齐掰开或者使用切片机均匀裂片。④ 药片表面没有刻痕，说明书上也没有明确注明可不可以掰开的，请务必咨询药师（医师的药理知识很强，但制剂知识还是药师的强项）后再行正确服用，详见笔者整理的附表。⑤ 每天服用半片和隔天服用一片，完全是两个不同的概念，切勿混为一谈，否则错误服药会空留遗憾。

18 种常见缓、控释片剂裂片（分劈）情况列表

药品名称	规　格	药厂名称	1/2 是否可分劈	1/4 是否可分劈	1/8 是否可分劈
福乃得（维铁缓释片）	0CO×7 片/盒	广州迈特兴华制药厂有限公司	是	是	是
达美康（格列齐特缓释片）	60 mg×15 片/盒	LES LABORATOIRES SERVIER INDUSTRIE（施维雅天津制药有限公司分包装）	是	是	是
盐酸曲美他嗪缓释片（薄膜衣片）	35 mg×30 片/盒	施维雅（天津）制药有限公司	是	是	是
硝苯地平缓释片	20 mg×24 片/盒	上海信谊天平药业有限公司	是	是	是
倍他乐克（琥珀酸美托洛尔缓释片）	47.5 mg×7 片/盒	AstraZeneca AB（阿斯利康制药有限公司分包装）	是	是	是
奇曼丁（盐酸曲马多缓释片）	100 mg×10 片/盒	萌蒂（中国）制药有限公司	是	否	否

续 表

药品名称	规 格	药厂名称	1/2 是否可分劈	1/4 是否可分劈	1/8 是否可分劈
鲁南欣康缓释片（单硝酸异山梨酯缓释片）	40 mg × 24 片/盒	鲁南贝特制药有限公司	是	否	否
波依定（非洛地平缓释片）	5 mg × 10 片/盒	阿斯利康制药有限公司	否	否	否
可多华（甲磺酸多沙唑嗪缓释片）	4 mg × 10 片/盒	辉瑞制药有限公司	否	否	否
桑塔（盐酸阿夫唑嗪缓释片）	10 mg × 10 片/盒	赛诺菲（杭州）制药有限公司	否	否	否
皿治林（咪唑斯汀缓释片）	10 mg × 7 片/盒	西安杨森制药有限公司	否	否	否
氯化钾缓释片（薄膜衣片）	500 mg × 48 片/盒	深圳市中联制药有限公司	否	否	否
希刻劳（头孢克洛缓释片）	375 mg × 6 片/盒	礼来苏州制药有限公司	否	否	否
纳催离（吲达帕胺缓释片）	1.5 mg × 10 片/盒	施维雅（天津）制药有限公司	否	否	否
瑞易宁（格列吡嗪控释片）	5 mg × 14 片/盒	Pfizer Inc.（Pfizer Pharmaceuticals LLC）（瀚晖制药有限公司分包装）	否	否	否
拜新同（硝苯地平控释片）	30 mg × 14 片/盒	Bayer Pharma AG（拜耳医药保健有限公司分包装）	否	否	否
恬尔新片（盐酸地尔硫卓缓释片）	90 mg × 10 片/盒	上海信谊万象药业股份有限公司	否	否	否
缓释异搏定（盐酸维拉帕米缓释片）	240 mg × 10 片/盒	Abbott Laboratories（Singapore）Private Limited（AbbVie Deutschland GmbH & Co.KG）	否	否	否

谁说良药只能苦口？

俗话说"良药苦口"，但如果真的味道很苦，患者的用药依从性就会降低，尤其是儿童、老年人及吞咽困难者，带有适宜口味的药物一定比味道苦的药物更加容易让人接受，所以掩味技术应运而生。

事实上掩味技术对于药物，尤其是苦味药物来说是很有必要的，它的目的就是有效地将药物原本的苦味进行掩盖，让患者服药时更加容易接受，进而提高依从性。

药物苦味的产生主要是由于其在口腔内溶解之后，通过味导素激活苦味受体蛋白或药物直接与苦味受体蛋白结合，经神经将苦味信号传递到味觉中枢，最终产生苦的感觉。掩味技术则是通过添加矫味剂、添加抑制剂、将药物进行包衣、形成复合物等方法来抑制药物与苦味受体蛋白的结合，进而巧妙掩盖苦味。

▶ 添加矫味剂

苦味的药物可以通过加入矫味剂的方式来改变味蕾对于"苦"这一味道的敏感度，甜味剂、芳香剂、麻痹剂、泡腾剂等较为常用，可用以干扰神经中枢对于味觉信号的整合，从而掩盖苦味。

其中，甜味剂与芳香剂可以以甜味与嗅觉混淆，降低苦味信号，淡化人们对于苦味的感觉，制剂上常用的甜味剂有蔗糖、甜菊苷、糖精钠等。

麻痹剂则可以短暂地逆转麻痹味

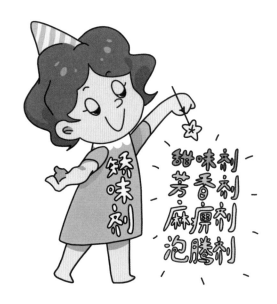

矫味剂

甜味剂
芳香剂
麻痹剂
泡腾剂

蕾，泡腾剂则利用碳酸氢盐与有机酸产生的二氧化碳来麻痹味蕾，从而达到掩盖味道的作用。例如阿司匹林在制剂过程中就加入了苯酚钠，用以短暂麻痹味蕾，降低味觉敏感度，掩盖苦味。

▶ 苦味抑制剂

当然，还可以通过使用苦味抑制剂的方式来掩盖苦味。其中苦味受体拮抗剂可以与药物竞争苦味受体结合，从而阻止苦味蛋白质的释放，一般是无苦味且结构与苦味药物相类似的物质。

苦味传导抑制剂则是通过阻断苦味信号的传导通路来达到掩盖苦味的目的。单磷酸腺苷是一种食品添加剂，通常用于苦味食品的掩味，具有阻断苦味信号传导通路的作用，但目前尚未广泛用于药物的掩味。

▶ 药物包衣

对于含有苦味的药物还可以通过包衣、热熔挤出制粒、微囊化等方式来减少药物与味蕾的接触，从而降低药物的苦味。其中，包衣法较为直接，通过为药物提供一个物理屏障，阻止药物在口腔内的溶解和释放，不但可以起到掩盖药物的味道，还可以防潮避光，提高药物的稳定性。

另外，热熔挤出技术是近年来快速发展的一种制剂技术，被运用于多种药物剂型的制备之中。此技术是将药物与辅料在适宜的温度下混合、剪切，使药物均匀分散在辅料中，进而减少接触，降低苦味。

微囊、微球与包衣类似，也是将药物包裹在囊膜内，从而减少药物与味蕾的接触。例如将硬脂酸和药物混合后加热至熔融，喷雾冷冻形成硬脂酸微球。外层的硬脂酸减少了药物与味蕾的直接接触，从而掩味。

▶ 形成复合物

此外，还可以通过药物与辅料形成复合物的方法来降低药物与味蕾的接触，例如临床上常用的蒙脱石、直链淀粉、介孔分子筛、环糊精等，就是将药物包裹在腔体内形成复合物。事实上，蒙脱石不会被人体吸收，安全性高，带有负电荷，可以将阳离子药物吸附在其层间的空隙中。在水中，直链淀粉可以自动形成螺旋状，外表面的羟基具有亲水性，而内部疏水，与环糊精相似，难溶性药物经疏水相互作用与直链淀粉形成复合物。介孔分子筛则是多孔无机固体材料，孔道中的药物分子能够避免与味蕾的直接接触而达到掩味的目的，目前该项研究已进展得如火如荼。

综上所述，目前国内的制剂工艺主要是通过添加矫味剂与将药物进行包裹形成物理屏障的方法来达到掩味的目的，但就技术层面而言还不是很成熟。

"好药"的标准是临床治疗效果明显且不良反应已知和可控，但出于"以人为本"的初衷，是否应该充分考虑药物剂型的适宜性呢？"良药不苦口"绝不是远景，而是实实在在摆在药物专家们面前的问题。相信随着制药技术的不断发展，新的掩味技术和掩味辅料会层出不穷。掩味仅仅是问题，绝不是难题，真正的好药一定能做到剂型更合理，药味更可口，让患者早日脱离"苦海"！

药片有大有小，药效一样都不差

片剂，在临床上被广泛使用，有着剂量准确、携带方便、质量稳定、服用方便等优点。片剂口服后，大部分在胃肠道崩解、释放、吸收后，发挥药效，一般会历经吸收、分布、代谢、排泄4个体内过程。然而，不同的药片或者含有相同有效成分，不同厂家生产的药片，在外形上存在很大的差异，有的药片很大，有的药片则很小。那么，药片为什么会有大有小？是不是药片越大，含药量就越高，药效就越好呢？

药品的外包装上都会标有规格和剂量，但有时剂量大的药片反而没有剂量小的药片外形来得"大"，例如100 mg的拜阿司匹林外形上就没有30 mg的拜新同片剂大，这是怎么回事呢？难道不是药片越大，药物含量就越高吗？事实上，药物的规格剂量是指其所含有主药的量，而药片是由主药与辅料2部分组成的。主药是发挥药效的主要成分，而辅料一般是帮助主药成型、制剂成片剂时的添加剂，例如稀释剂、润滑剂、崩解剂、黏合剂等。事实上，药片中究竟需要添加多少辅料、需要何种类型的辅料与主药的理化性质密切相关且各不相同。片剂最终会是多大，一般都是经过处方的优化设计和精心确定而得出的。也就是说，虽然有些药物的主药成

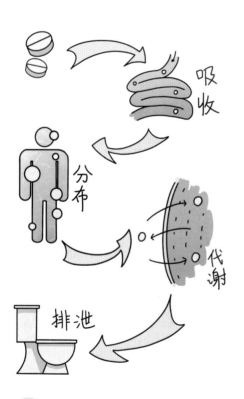

吸收

分布

代谢

排泄

分很少，但如果辅料添加得多了，那么片剂的"个头"当然就大了。

此外，众所周知，药物往往需要在体内维持一定的药物浓度才能发挥药效。为了减少药物的日服用次数，尤其是那些半衰期较短的药物（即在体内代谢较快，需要一天多次服用的药物），药品生产企业往往会将这些药物设计成缓释、控释制剂（大多为每天1次给药），以求在稳定血药浓度的同时减少服药次数，从而提高患者的用药依从性。一般来说，缓释、控释制剂中主药的含量会高于普通片剂，因而在制备成型时体积也会相应增大。比如丙戊酸钠的缓释制剂德巴金片（500 mg）就比普通的丙戊酸钠片（200 mg）大很多。

绝大部分的片剂吞咽后经过食管到达胃和小肠，进而被吸收。片剂越大，吞咽就会越困难，且在食管的停留时间就会越长，还可能发生药物在食道崩解的意外事件而产生一定的损伤，如食管溃疡、穿孔、呕吐、窒息等。对于吞咽本来就有困难的患者，遇到大个的药片就会更加头疼，那么是否可以把药片掰开、嚼碎或者碾碎后再服用呢？

事实上，缓释、控释制剂大都是药物内芯包被外壳的结构，此类结构的药物一旦被掰开、嚼碎或碾碎，药物就不会经过小孔而是通过所形成的横截面来进行释放，其药物浓度会忽高忽低，不仅达不到匀速释药的目的，还可能会对机体产生危害。

药片中有淀粉？它有
什么用处？

黑龙江警方曾查获一起制售假药案，查获了35万盒以淀粉为主要成分制作的假药，包括心脑血管疾病常用的药物如氯吡格雷片、阿托伐他汀钙片、阿司匹林肠溶片等。药物中允许含有淀粉吗？淀粉起到什么作用呢？

淀粉是由葡萄糖分子聚合而成，在大米、麦子、玉米等食物中含量丰富。不但可以为老百姓日常生活提供充足的营养，还可以作为芡粉用于烹饪。此外，淀粉作为常用的药用辅料，是片剂成形的重要组成部分。因此淀粉是药物常用的添加剂、赋形剂，不是发挥药效的成分，并非治疗性物质。

片剂是一种常用的剂型，优点为剂量准确、性质稳定、便于携带、服用。片剂主要由药物有效成分与辅料构成。加入辅料后，如淀粉可以使药物有效成分的流动性、粘合性、可压性发生很大改善，便于制备进而用于疾病的治疗。此外，对于普通片剂而言，在服用后，还要求其在体内可以及时地发生崩解而使药物成分从片剂中有效释放，以利于人体的吸收。常用的药用辅料包括使剂量较小的药物成分或液体药物成分成型的填充剂、将药物粉末粘合起来的粘合剂、使片剂快速崩解的崩解剂、改善药物制片过程中颗粒流动性的润滑剂等。

淀粉，性质稳定，与大部分药物无配伍禁忌，价格便宜，外观色泽较好，常用于片剂的制备中，且较为常用的为玉米淀粉。淀粉作为片剂的填充剂，可增加药物的重量与体积，有效吸收挥发油或其他液体成分而使得片剂便于成型及分剂量。预胶化

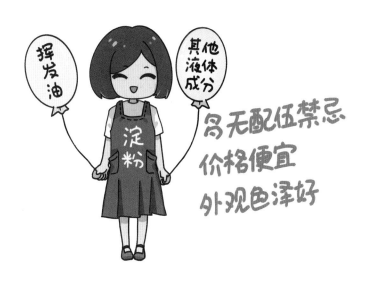

淀粉是改性后的淀粉，即将淀粉颗粒用化学法或机械法部分或全部破裂而得，具有更好的流动性、可压性、润滑性与干黏合性，崩解性也更为优良，可用于药物粉末直接压片。

另外，淀粉浆还可以将某些黏性较小的或不具备黏性的药物粉末黏合起来，以便于制备成为片剂，一般浓度为8% ～ 15%，而10%的淀粉浆较为常用。片剂在进入人体后需要及时崩解，使有效成分迅速释放出来，被人体吸收而发挥药效，因此除了控释、缓释制剂外，一般片剂中都需添加崩解剂。干淀粉就是一种最为经典的崩解剂，吸水性较强并且有一定的膨胀性，适用于水不溶性或微溶性药物的片剂制备。

综上所述，在普通片剂中，淀粉是最为常用的填充剂、黏合剂、崩解剂，是一种重要的药用辅料，即没有生理活性但有助于制剂的成形和稳定，其他常用的药用辅料还包括糖粉、糊精、乳糖、微晶纤维素、硬脂酸镁、滑石粉等。通俗点说，只含淀粉的片剂肯定是假药，但不含淀粉的片剂药效却不一定靠谱！

参考文献

［1］石浩强，卞晓岚．开展药学科普，关注合理用药［J］.上海医药，2022，43（17）：1-3.

［2］杨雅淋，王军大，李艳艳，等．我国药学科普发展现状及我院中医药科普创作推广思路探讨［J］.亚太传统医药，2022，18（05）：235-239.

［3］石浩强．合理用药 你"药"懂［M］.上海：复旦大学出版社，2021.

［4］董建，唐文娟，江世亮，等．医学科普基础与实践［M］.上海：上海科学技术出版社，2021.

［5］国家药典委员会．中华人民共和国药典（2020年版）［M］.北京：中国医药科技出版社，2020.

［6］崔永耀，吴国忠．药物基本知识［M］.北京：人民卫生出版社，2020.

［7］李德爱，吴清华，颜小峰，等．心脏外科治疗药物的安全应用［M］.北京：人民卫生出版社，2017.

［8］方士英，赵文．临床药物治疗学［M］.北京：中国医药科技出版社，2017.

［9］李德爱，张文彬，严敏．临床疼痛药物治疗学［M］.北京：人民卫生出版社，2015.

［10］CHEN B, SHI H Q, FENG M R, et al. Population pharmacokinetics and pharmacodynamics of isoniazid and its metabolite acetylisoniazid in Chinese population［J］. Frontiers In Pharmacology. 2022:13:932686.

图书在版编目(CIP)数据

实话"石"说 / 石浩强编著. — 上海：上海科学普及出版社, 2023.10
("医"说科普丛书)
ISBN 978-7-5427-8570-1

Ⅰ.①实… Ⅱ.①石… Ⅲ.①用药法-普及读物 Ⅳ.①R452-49

中国国家版本馆CIP数据核字(2023)第192251号

策划统筹　蒋惠雍
责任编辑　黄　鑫
整体设计　姜　明　王轶颀
绘　　画　廖欣宇　徐欣宇　祝静远

"医"说科普丛书

实话"石"说

石浩强　编著

上海科学普及出版社出版发行
(上海中山北路832号　邮政编码200070)
http://www.pspsh.com

各地新华书店经销　上海商务联西印刷有限公司印刷
开本　710×1000　1/16　印张16　字数246 000
2023年10月第1版　　2023年10月第1次印刷

ISBN 978-7-5427-8570-1 定价：92.00元
本书如有缺页、错装或坏损等严重质量问题
请向工厂联系调换
联系电话：021-56135113